中医自学百日通

褚四红/主编

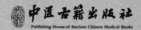

中医古籍出版社
Publishing House of Ancient Chinese Medical Books

图书在版编目（CIP）数据

中医自学百日通 / 褚四红主编. —— 北京：中医古
籍出版社, 2021.5
ISBN 978-7-5152-2249-3

Ⅰ.①中… Ⅱ.①褚… Ⅲ.①中医学—基本知识
Ⅳ.①R2

中国版本图书馆CIP数据核字(2021)第067197号

中医自学百日通

主编　褚四红

策划编辑	姚强
责任编辑	张凤霞
封面设计	李荣
出版发行	中医古籍出版社
社　　址	北京东直门内南小街 16 号（100700）
电　　话	010-64089446（总编室）010-64002949（发行部）
网　　址	www.zhongyiguji.com.cn
印　　刷	天津海德伟业印务有限公司
开　　本	880mm×1230mm　1/16
印　　张	16
字　　数	230 千字
版　　次	2021 年 5 月第 1 版　2021 年 5 月第 1 次印刷
书　　号	ISBN 978-7-5152-2249-3
定　　价	59.00 元

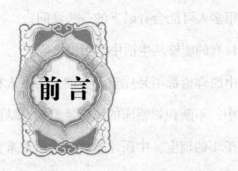

前言

　　有病看医生总比自己乱吃药要好，现在很多医院都是以西医为主、中医为辅，但有的疾病并不是身体机能直接出问题而是调养不足，这时就需要看中医了。以调养身体、提高身体免疫力为主的中医不仅可以治病，还可以调养人的"元气"，增强免疫力。平时学点中医，不仅在生病的时候能用，还可以起到良好的保健作用，远离疾病的干扰。

　　随着"中医热"的不断升温，想要学中医来养生的人越来越多，可是中医博大精深，很多人一看到中医的一些专业术语，读到中医里面的一些理论，不免望而却步，觉得专业、枯燥、乏味，很难有信心也很少人有恒心真正学下去。为了让更多的人能够认识中医、了解中医、学习中医，我们本着"深奥中医简单学，学过之后一定要有收获"的理念，将中医的一些基础知识融于日常生活中，力求将晦涩的中医理论用通俗易懂的语言呈现给大家，于是就有了这本《中医自学百日通》。

很多人可能会有以下的一些疑问：

1. 真的能够从生活中学习中医吗？

中医理论都不是凭空产生的，是古人在长期与疾病作斗争的过程中，不断积累临床的医疗经验所总结出的医学理论，是祖国传承千年的瑰宝。中医原本就从生活中来，又为什么不能从生活中学中医呢？

2. 中医与生活到底有多亲密？

望闻问切、四性五味、阴阳五行等深奥的中医学道理已成为大众常识，点穴、按摩、针灸、食疗等简便易行且疗效显著的保健方法屡见不鲜，美容、养生、益寿等更是中医领域永恒的话题，早就无法与日常饮食、起居作息、心情起伏等生活常态剥离开来。所以，中医是一门学问，是关于如何生活得更好的学问。

3. 我们从生活中去学习中医，应该学习哪些内容呢？

（1）应该学习中医的一些基础理论，了解中医的核心思想，明白人体的阴阳平衡，知道人体的五脏六腑，学习一些人体经络的常识，从而认识到人体蕴含着什么样的巨大宝藏。

（2）从生活实际出发，学习一些关于穴位的知识，了解这些穴位对于我们人体有些什么作用，我们日常生活中可以利用这些穴位防治哪些疾病。

（3）应该学习一些简单实用的疾病自诊的方法。根据我们自身眼、耳、口、鼻、手、足等相关部位的颜色和条理的变化进行诊断，判断身体是否健康；力求做到未病先预防、有病早发现、大病早治疗。

（4）活学活用人体特效经络穴位，认识中医治疗疾病的一些常用方法，运用特有的针灸推拿、刮痧拔罐、穴位按摩等方法，防范疾病于未然，让身体更加健康。

（5）学习一些祖辈相传，从生活提炼而来的老偏方，了解为什么这些老偏方能够治病防病，从生活实际中学习中药的一些知识，并理解中医治病防病的一些理念。

学习中医，只要抓住生活这个关键词，边学边用，就能逐渐掌握基础的中医知识，形成良好的生活习惯。

4. 普通人能学会中医？

中医没有学习的门槛，不论性别，不论年龄，只要您对中医感兴趣就可以加入学习队伍当中。将兴趣化为动力，让中医学习变得更加有趣。

想知道如何养生防病？想知道如何更健康、长寿？中医包罗万象，运用特有的中医诸多方法，防范疾病于未然，让身体更加健康。中医养生并不是虚无缥缈，只要您走进中医的世界，健康之门将为您打开。

从"学"转变到"医"是中医学习一个质变的过程，"医"需要"学"的知识积累，本书结合诊断和治疗两方面的知识，从日常生活入手，由浅及深，循序渐进，让大家能够一看就懂，一学就会，一用就灵，易于操作，便于实践，让大家轻轻松松就能掌握中医知识，将中医运用到生活当中，从而使学习中医保健不再是件难事。

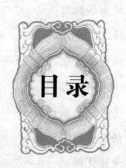

目录

第一篇　中医入门，一学就会

第二篇　人体特效穴位养生

第三篇　妙用老偏方，小病一扫光

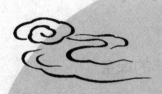

第一篇

中医入门，一学就会

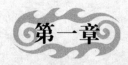

第一章

中医其实不难学

中医，传承千年的瑰宝

中医学是在中国古代的唯物论和辩证法思想的影响和指导下，通过长期的医疗实践、不断积累、反复总结而逐渐形成的具有独特风格的传统医学科学，是中国人民长期同疾病作斗争的极为丰富的经验总结，具有数千年的悠久历史，是中国传统文化的重要组成部分。

1. 中医学的理论体系

中医学是研究人体生理、病理以及疾病的诊断和防治等的一门科学，它有独特的理论体系和丰富的临床经验。中医学的理论体系是受到古代的唯物论和辩证法思想——阴阳五行学说的深刻影响，以整体观念为主导思想，以脏腑经络的生理、病理为基础，以辨证论治为诊疗特点的医学理论体系。

中医的基础理论是对人体生命活动和疾病变化规律的理论概括，它主要包括阴阳、五行、运气、藏象、经络等学说，包括病因、病机、诊法、辨证、治法、预防、养生等内容。

中医临床的诊断方法包括望诊、闻诊、问诊、切诊四种方法，称为四诊。四诊各有其独特作用，不能相互取代，在临床上必须综合运用，才能对病症做出正确的判断。

中医临床的治疗方法主要包括针灸、刮痧、推拿、拔罐疗法等。针灸是指针刺或艾灸人体穴位来治疗疾病。刮痧是使体内的痧毒（即体内的病理产物）得以外排，从而达到治愈疾病的目的。推拿是在人体经络腧穴及特定部位上施以特定的操作手法或肢体活动来防治疾病和保健强身的方法。拔罐则是能使施治部位造成充血现象，从而产生治疗作用的方法。

2. 中医的起源与发展

中医有着悠久的历史。远古时代，我们的祖先在与大自然作斗争中就创造了原始医学。人们在寻找食物的过程中，发现某些食物能减轻或消除某些病症，这就是发现和应用中药的起源；在烘火取暖的基础上，发现用兽皮、树皮包上烧热的石块或沙土做局部取暖可消除某些病痛，通过反复实践和改进，逐渐产生了热熨法和灸法；在使用石器作为生产工具的过程中，发现人体某一部位受到刺伤后反能解除另一部位的病痛，从而创造了运用砭石、骨针治疗的方法，并在此基础上，逐渐发展为针刺疗法，进而形成了经络学说。

两千多年前，《黄帝内经》问世，此书为中国现存最早的中医理论专著。该书系统总结了在此之前的治疗经验和医学理论，结合当时的其他自然科学成就，对人体的解剖、生理、病理以及疾病的诊断、治疗与预防，做了比较全面的阐述，初步奠定了中医学的理论基础。相传秦越人编著成《难经》，是一部与《黄帝内经》相媲美的古典医籍，内容包括生理、病理、诊断、治疗等各方面，补充了《黄帝内经》之不足。

秦汉时期，广大劳动人民和医药学家经过探索实践，编著出《神农本草经》，是中国现存最早的药物学专著。它总结了汉以前人们的药物知识，载药365种，并记述了君、臣、佐、使、七情和合、四气五味等药物学理论。

东汉著名医家张仲景著成《伤寒杂病论》。该书以六经辨伤寒，以脏腑辨杂病，确立了中医学辨证施治的理论体系与治疗原则，为临床医学的发展奠定了基础。

西晋医家皇甫谧（215—282）撰成《针灸甲乙经》，该书为中国现存最早的一部针灸学专著，其内容包括脏腑、经络、腧穴、病机、诊断、针刺手法、刺禁、腧穴主治等。书中经过考查确定了当时的腧穴总数和穴位349个（包括单穴49个，双穴300个），论述了各部穴位的适应证与禁忌证，总结了操作手法等，对世界针灸医学影响很大。

610年，巢元方等人集体编写了《诸病源候论》，是中国现存最早的病因证候学专著，该书分别论述了内、外、妇、儿、五官等各疾病的病因病理和症状。

659年，唐朝官方组织编修《新修本草》（又名《唐本草》）。这是中国颁行的第一部药典，也是世界上最早的国家药典，它比欧洲纽伦堡于1542年颁行的《纽伦堡药典》早883年。

唐代医家孙思邈集毕生之精力，著成《备急千金要方》《千金翼方》。二书对临床各科、针灸、食疗、预防、养生等均有论述，尤其在营养缺乏性疾病防治方面，成就突出。

752年，王焘著成《外台秘要》，全书共40卷，1104门（据今核实为1048门），载方6000余首，可谓集唐以前方书之大成。

宋代设立"太医局"，是培养中医人才的最高机构。教学方法也有很大改进，如针灸医官王唯一曾设计铸造铜人（1026年），精细刻制了十二经脉和354个穴位，作为针灸教学和考试医师之用。考试时，试官将铜人穴位注水，外用蜡封。受试者如取穴正确，可针进水出。这是中国医学教育事业的创举。

1057年，设"校正医书局"，有计划地对历代重要医籍进行了搜集、整理、考证和校勘，目前我们所能读到的《素问》《伤寒论》《金匮要略》《针灸甲乙经》《诸病源候论》《千金要方》《千金翼方》和《外台秘要》等，都是经过此次校订、刊行后流传下来的。

金元时代，中医学出现了许多各具特色的医学流派。其中具代表性的有四大家。

寒凉派。代表人物刘完素（1120—1200），认为伤寒（泛指发热性疾病）的各种症状多与"火热"有关，因而在治疗上多用寒凉药物。

攻下派。代表人物张从正（约1156—1228），认为病由外邪侵入人体所生，一经致病，就应祛邪，故治疗多用汗、吐、下三法以攻邪。

补土派。代表人物李东垣（1180—1251），提出"内伤脾胃，百病由生"，治疗时重在温补脾胃，因脾在五行学说中属"土"，故被后世称之为"补土派"。

养阴派。代表人物朱震亨（1281—1358），认为人体常常阳气过盛，阴气不足，治疗疾病应以养阴降火为主。

明代医药学家李时珍（1518—1593）历时 27 年之久，写成了《本草纲目》，收载药物 1892 种，附方 10000 多个，对中国和世界药物学的发展做出了杰出的贡献。

大约在公元 11 世纪，中医即开始应用"人痘接种法"预防天花，成为世界医学免疫学的先驱。公元 17 至 19 世纪，由于传染病的不断流行，人们在同传染病作斗争的过程中，形成并发展了温病学派。如明代吴有性认为传染病的发生，"非风非寒，非暑非湿，乃天地间别有一种异气所感"，他称之为"戾气"。他指出"戾气"的传染途径是自口鼻而入，无论体质强弱，触之皆病。这就突破了中医学历来认为的病邪是由体表进入人体的传统理论，在细菌学尚未出现的 17 世纪中叶，这无疑是一伟大创举。

到了清代，中医在治疗温病（包括传染性和非传染性发热性疾病）方面的代表著作有叶桂的《温热论》、薛雪的《湿热条辨》、吴瑭的《温病条辨》及王士雄的《温热经纬》等。

清代医家王清任（1768—1831），根据尸体解剖和临床经验写成《医林改错》，改正了古代医书在人体解剖方面的一些错误，强调了解剖知识对医生的重要性，并发展了瘀血致病理论与治疗方法。

近百年来，随着西医在中国的广泛传播，形成中医、西医、中西医结合并存的局面。一些医家逐渐认识到中西医各有所长，因此试图把两种学术加以汇通，逐渐形成了中西医汇通学派。其代表人物及其著作是：唐宗海（1862—1918）之《中西汇通医书五种》、朱沛文（约 19 世纪中叶）之《华洋脏象约纂》、张锡纯（1860—1933）之《医学衷中参西录》等。

中医药学是中华民族灿烂文化的重要组成部分。几千年来为中华民族的繁荣昌盛做出了卓越的贡献，并以显著的疗效、浓郁的民族特色、独特的诊疗方法、系统的理论体系、浩瀚的文献史料，屹立于世界医学之林，成为人类医学宝库的共同财富。

学中医首先要打好基础

中医学是中国古代的一门比较系统的学科，在探索人体生命运动规律时，把当时先进的哲学理论和医学理论熔铸成为一个不可分割的整体，属于自然哲学形态。但中医学是在古代医学中相对于古希腊、古罗马医学理论更加完善且医术高超的自然哲学，它以气一元论、阴阳学说和五行学说为哲学基础，运用综合思维方式分析和解决医学理论和医疗实践，体现出中国传统文化的特点。时至今日，还无法用分析手段使其脱离自然哲学而成为独立存在的实证医学。因此，要学习和研究中医学，就必须弄懂中医学中所包含的哲学内容。只有做到这一点，才能深刻理解中医学理论的本质和特点。

哲学是人们对于整个世界（自然、社会和思维）的根本观点和体系，即研究世界观的学问，是对自然知识和社会知识的概括和总结。

医学研究生命运动的特殊规律，而哲学则研究自然、社会和思维发展的普遍规律。要探索生命的奥秘和健康与疾病的运动规律，医学就必须以先进的哲学思想为基础来建构自己理论体系的世界观和方法论。中医学属于中国古代自然科学范畴，以中国古代朴素的唯物论和自发的辩证法思想即气一元论、阴阳学说和五行学说为哲学基础，来建构理论体系，并使之成为中医学理论体系的重要组成部分。

1. 气一元论

关于气的文字记载，最早见于甲骨文，《说文解字·气部》说："气，云气也，象形。"可见，气的原意是对云气的表述。春秋战国时期，气作为哲学概念逐步形成。最初，以《管子·内业》为代表的宋钘、尹文学派主张"精气学说"，认为"精者也，气之精者也"。当时，精、精气、气的概念基本相同。精气学说提出，气（精气）是物质，是构成天地万物的本原，即"气一元论"的思想，精气学说是气的学说的早期概念。作为中医学理论体系形成标志之一的《黄帝内经》，在其成书的时期正是精气学说风靡社会科学、自然科学领域的时代，因此，在中医学理论体系内，至今仍然或多或少地保留着精气学说的思想。

东汉时期，以王充为代表的古代哲学家继承"精气学说"，创立"元气学说"。《论衡·谈天》说："元气未分，混沌为一。"又在《言毒》篇说："万物之生，皆禀元气。"说明宇宙开始是一个混沌状态，气在宇宙巨变中产生，作为产生和构成宇宙万物的原始物质，由无形之气变化而生成有形之物。同时代的《难经》也相应地使用"原（元）气"的概念。其后，唐、宋、明、清的哲学家几乎言必称气，例如，宋代张载《正蒙》等著作中提出"太虚即气"的学说，肯定气是构成万物的实体，气的聚散变化形成了各种事物现象。明清之际，方以智、顾炎武、王夫之和戴震等思想家进一步发展气一元论，使气成为中国古代哲学的最高范畴。

中国古代哲学"气一元论"学说是随着社会的发展而不断地完善、丰富和发展的。及至近代，鸦片战争之后，随着西学东渐，中国哲学气范畴的发展表现出与古代不同的特色，气被赋予了近现代科学的说明与规定，视气为光、电、质点、原子、量子、场等，现代理论物理学界更趋向以"场"释气。因此气由抽象的物质概念，越来越趋向于某种特定的具体存在，其抽象性、普遍性的程度越来越低。其所包含着的抽象性与具体性、普遍性与个别性的内在矛盾更加明显。这种变化反映在中医学中，气的哲学功能不断地淡化，并倾向于被阴阳五行学说取而代之。

2. 阴阳学说

阴阳学说是在"气一元论"的基础上建立起来的中国古代的朴

素的对立统一理论，属于中国古代唯物论和辩证法范畴，体现出中华民族辩证思维的特殊精神。

阴阳学说认为，世界是物质性的整体，世界本身是阴阳二气对立统一的结果。阴阳学说的基本内容包括阴阳对立、阴阳互根、阴阳消长和阴阳转化四个方面。

阴阳对立即指世间一切事物或现象都存在着相互对立的阴阳两个方面，如上与下、天与地、动与静、升与降等，其中上属阳，下属阴；天为阳，地为阴；动为阳，静为阴；升属阳，降属阴。而对立的阴阳双方又是互相依存的，任何一方都不能脱离另一方而单独存在。如上为阳，下为阴，而没有上也就无所谓下；热为阳，冷为阴，而没有冷同样就无所谓热。可以说，阳依存于阴，阴依存于阳，每一方都以其相对的另一方的存在为自己存在的条件，这就是阴阳互根。

阴阳之间的对立制约、互根互用并不是一成不变的，而是始终处于一种消长变化过程中的，阴阳在这种消长变化中达到动态的平衡。这种消长变化是绝对的，而动态平衡则是相对的。比如白天阳盛，人体的生理功能也以兴奋为主；而夜间阴盛，机体的生理功能相应的以抑制为主。从子夜到中午，阳气渐盛，人体的生理功能逐渐由抑制转向兴奋，即阴消阳长；而从中午到子夜，阳气渐衰，则人体的生理功能由兴奋渐变为抑制，这就是阳消阴长。

阴阳双方在一定的条件下还可以互相转化，即所谓物极必反。比如，某些急性温热病，由于热毒极重，大量耗伤机体元气，在持续高热的情况下，可突然出现体温下降、四肢厥冷、脉微欲绝等症状，就是由阳证转化为阴证的表现。可以说，阴阳消长是一个量变的过程，而阴阳转化则是质变的过程。阴阳消长是阴阳转化的前提，而阴阳转化则是阴阳消长发展的结果。

3. 五行学说

五行学说是中国古代的一种朴素的唯物主义哲学思想，属元素论的宇宙观，是一种朴素的普通系统论。五行学说认为：宇宙间的一切事物，都是由木、火、土、金、水五种物质元素所组成的，自然界中各种事物和现象的发展变化，都是这五种物质不断运动和相互作用的结果。天地万物的运动秩序都要受五行生克制化法则的统一支配。五行学说用木、火、土、金、水五种物质来说明世界万物的起源和多样性的统一。自然界的一切事物和现象都可按照木、火、土、金、水的性质和特点归纳为五个系统。五个系统乃至每个系统中的事物和现象都存在一定的内在关系，从而形成了一种复杂的网络状态，即所谓"五行大系"。五行大系还寻求和规定人与自然的对应关系，统摄自然与人事。人在天中，天在人中，你中有我，我中有你，天人交相生胜。五行学说认为大千世界是一个"变动不居"的变化世界，宇宙是一个动态的宇宙。

五行学说是说明世界永恒运动的一种观念。一方面认为世界万物由木、火、土、金、水五种基本物质所构成，对世界的本原做出了正确的回答；另一方面又认为任何事物都不是孤立的、静止的，而是在不断的相生、相克的运动之中维持着协调平衡。所以，五行学说不仅具有唯物观，而且含有丰富的辩证法思想，是中国古代用以认识宇宙、解释宇宙事物在发生发展过程中相互联系法则的一种学说。

4. 气一元论、阴阳学说、五行学说的关系

气、阴阳和五行，均为中国古代唯物主义哲学关于世界的物质构成的哲学范畴，属于世界本原的物质概念。气一元论、阴阳学说和五行学说是中国朴素的唯物论和辩证法，是中国传统文化认识世界的根本观点和方法，体现了中华民族特有的智慧和才能。

气一元论、阴阳五行学说渗透到医学领域后，促进了中医学理论体系的形成和发展，并贯彻中医学理论体系的各个方面。其中，气一元论作为一种自然观，奠定了中医学理论体系的基石，如果说中医学理论体系的全部学说都是建立在气一元论基础之上的，也并不为过。而阴阳学说和五行学说作为方法论，则构筑了中医学理论体系的基本框架。气一元论、阴阳学说和五行学说，既各有所指和

特点，又相互关联。

（1）气一元论

气一元论认为，气是不断地运动着的物质实体，是世界万事万物的本原（或本体），为宇宙天体和天地万物统一的物质基础。运动是气的根本特性，阴阳是气的固有属性，气是阴阳的矛盾统一体，气的胜复作用即阴阳的矛盾运动是物质世界运动变化的根源，气聚而成形，散而为气，形（有形）与气（无形）及其相互转化是物质世界存在和运动的基本形式。物质世界是一个不断地发生着气的升降出入的气化运动的世界。气分而为阴阳，阴阳合而生五行，而五行之中复有阴阳。

就世界的本原而言，作为一种自然观，气一元论是阴阳学说和五行学说的基础。"人以天地之气生，四时之法成"，人是天地自然之气合乎规律的产物。人体就是一个不断地发生着升降出入的气化运动的机体。人体的气可分为阴气和阳气两类。阴阳匀平，命曰平人。生命过程就是阴阳二气对立统一运动的结果。人体的脏腑、形体、官窍等各个部分，又可按五行分为心、肺、脾、肝、肾五个系统。五行之中复有阴阳和五行，机体就是这样联系密切、错综复杂的巨系统。

（2）阴阳学说

阴阳是在气一元论的物质概念基础上发展起来的，具有深刻辩证性质的气本体论的概念。阴阳学说对世界本原的认识从属于气一元论，不仅具有自然观的特征，更具有方法论的性质。气一元论注重分析世界万物产生的本原，认为气是天地万物的无限多样性的统一的物质基础，以气之聚散来说明有形与无形之间的内在联系，强调事物的产生和消灭只是气的存在形式的转化，坚持了宇宙万物的形态多样性和物质统一性，着重回答哲学"本体论"的问题。而阴阳学说则注重研究气自身运动的根源和规律，认为气，一物两体，是阴阳矛盾的统一体。阴阳二气的相互作用是气自身运动的根源和一切事物运动变化的根本原因。用"一分为二"的辩证观点阐述相关事物或事物内部两个方面存在着的相互对立互根、消长转化和协调平衡。

在气一元论基础上，体现了朴素的对立统一观念，认为整个宇宙是一个阴阳相反相成的对立统一体，阴阳的对立统一是天地万物运动变化的总规律。人体内部以及人与自然也是一个阴阳对立统一体。阴阳对立理论用来分析人体健康和疾病的矛盾，阐明生命运动的根本规律。阴阳学说在本体论上虽根源于气一元论，但在方法论上更具辩证法思想，进一步发展了中国传统哲学。气的观念和阴阳矛盾的观念有机地结合，从而建立起对立统一的气一元论物质概念。

（3）五行学说

五行学说对世界本原的认识也从属于气一元论，不仅具有自然观的特征，更具有朴素的普遍系统论性质。五行学说对宇宙本原的认识侧重于世界的物质构成，认为木、火、土、金、水是构成世界万物的物质元素，与气一元论主要说明世界的物质本原不同。五行学说用五行的生克制化、乘侮胜复规律，来说明自然界万事万物整体动态平衡性，视五行为宇宙的普遍规律，以五行为基础阐述事物之间生克制化、乘侮胜复的相互关系。由气而生成的天地万物，是由木、火、土、金、水五行结构系统所组成的整体，依五行结构系统之间的生克制化、乘侮胜复机制，维持自然界的整体动态平衡。

人体是一个以五脏为中心的五行结构系统所组成的有机整体。人与环境也是一个有机整体。中医学应用五行学说，从系统结构观点分析了人体局部与局部、局部与整体之间的有机联系，以及人体与外界的统一，论证了人体是一个统一整体的整体观念。五行生克乘侮胜复的调节机制，是人体脏腑经络结构系统保持相对稳定和动态平衡的原因。故曰"造化之机，不可无生，亦不可无制。无生则发育无由，无制则亢而为害"（《类经图翼·运气》），必须生中有制，制中有生，才能运行不息，相反相成。"气有余，则制己所胜而侮所不胜。其不及，则己所不胜，侮而乘之；己所胜，轻而侮之"（《素问·五运行大论》）。"有胜之气，其必来复也"（《素问·至真要大论》）。"微者复微，甚者复甚，气之常也"（《素问·五常政大论》）。气有阴阳，阴阳合而生五行，五行和阴阳结合而化生万物。五行系统结构的矛盾运动是宇宙的普遍规律，也是生命运动的普遍规律。阴阳五行的矛盾运动是人体之气运动的具体表现，是人体脏腑经络的运动规律，是生命运动的普遍规律。

总之，气一元论与阴阳五行学说相比较，更具"本体论"性质，旨在说明天地万物的物质统一性，人之生死，全在乎气。阴阳五行学说更具方法论特征。

阴阳学说和五行学说相比较，阴阳学说旨在说明一切生命现象都包含着阴阳两个矛盾方面。就人体而言，"人生有形，不离阴阳"（《素问·宝命全形论》），"生之本，本于阴阳"（《素问·生气通天论》），"阴阳者，一分为二也"（《类经·阴阳类》），从而揭示了生命运动的动因、源泉和最一般最普遍的联系和形式。而五行学说则具体地说明了人体脏腑经络的结构关系及其调节方式，即人体整体动态平衡的特殊规律。所以，中医学言脏腑必及阴阳而寓五行，论脏腑的生克制化又必赅阴阳。健康的本质是机体内部，以及机体与外界环境的动态平衡，而平衡的破坏则导致疾病。调节阴阳，以求得机体整体平衡是中医治疗疾病的根本原则，正所谓"治病必求其本"。而五行相生相胜的多路调节则是调节阴阳的具体化。

阴阳言气的矛盾对立，五行说明气有生克，两者相互渗透，相互包含，"举阴阳则赅五行，阴阳各具五行也；举五行即赅阴阳，五行各具阴阳也"（《孟子字义疏证·天道》）。"五行，即阴阳之质；阴阳，即五行之气。气非质不立，质非气不行。行也者，所以引阴阳之气也"（《类经图翼·运气》）。气化流行，生生不息。气化是一个自然过程，气运动变化的根本原因，在于其自身内部的阴阳五行的矛盾运动。阴阳有动静，五行有生克，于是形成了气的运动变化。

总之，中医学按着"气—阴阳—五行"的逻辑结构，从气—阴阳—五行的矛盾运动，阐述了生命运动的基本规律，构筑了中医学的理论体系。

气一元论、阴阳学说和五行学说是中国古代朴素的自然观和方法论。中医学在哲学与自然科学尚未彻底分开的古代，把当时先进的气一元论、阴阳学说和五行学说与医学理论熔铸成一个不可分割的整体。用哲学概念说明医学中的问题，同时又在医学理论的基础上，丰富和发展了哲学思想。哲学帮助了医学，医学丰富了哲学，相辅相成，相得益彰。但是，在气一元论、阴阳学说和五行学说基础上的中医学理论也不可能从根本上超出朴素直观的水平。

因此，我们应当站在现代最先进的认识水平上，从现代科学和哲学的最新成就中去寻找与中医学有联系的东西，从中发现可以使中医学迅速走向现代化的最适合的方法与工具，让中医学在现代开出更鲜艳的花朵，结出更丰硕的果实。

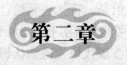

第二章

阴阳平衡百病消

中医与阴阳的关系

中医认为，治病的目的就在于通过调节人体的阴阳，使其达到平衡状态。这样一来，了解阴阳学说的内容对于理解中医至关重要。阴阳学说的基本内容包括以下几个方面。

1. 阴阳是对立制约的

对立，就是双方性质相反，如天为阳、地为阴，白天为阳、黑夜为阴，上为阳、下为阴，热为阳、寒为阴等。任何事物，都是对立存在于宇宙间的，但是，事物的阴阳属性不是绝对的，而是相对的，必须根据互相比较的条件而定。就人体而言，体表为阳，内脏为阴；就内脏而言，六腑属阳，五脏属阴；就五脏而言，心肺在上属阳、肝肾在下属阴；就肾而言，肾所藏之"精"为阴，肾的"命门之火"属阳。由此可见，事物的阴阳属性是相对的。

制约，就是说由于两方对立，就可以牵制、约束对方。就像草原上的兔子，如果没有狼来制约，那么兔子无限繁殖下去，迟早要把草原给吃光的，没有兔子，狼也就不能活下来。

2. 阴阳存在消长和平衡

阴阳双方是在永恒地运动变化着，双方的力量不可能是每时每刻都完全对等，会不断出现"阴消阳长"与"阳消阴长"的现象，这是一切事物运动发展和变化的过程。例如，四季气候变化，从冬至春至夏，由寒逐渐变热，是一个"阴消阳长"的过程；由夏至秋至冬，由热逐渐变寒，又是一个"阳消阴长"的过程。由于四季气候阴阳消长，所以才有寒热温凉的变化。万物才能生长收藏。如果气候失去了常度，出现了反常变化，就会产生灾害。

平衡，是说以上的这种你消我长，在全过程来看，总体上是力量平衡的。比如一个昼夜，在正午时分，太阳当空，是光明（阳）的成分最多而黑暗（阴）的成分最少的时候，但正午一过，黑暗的成分就开始慢慢增长，而光明的成分慢慢减少，等到黄昏太阳西斜，则黑暗和光明的成分基本相当了，再往后夜晚降临，黑暗处于优势，到子夜，黑暗的成分到达顶点，而光明的成分降到最低；但随后，光明的成分开始增长而黑暗的成分开始减退，到早晨，光明又超过了黑暗：一整天，光明和黑暗就是处于这样一种你消我长的状态，但总体来看，二者的力量是基本相当的，也就是说是平衡的。

3. 阴阳是"互根"和可以转化的

中医认为"阳根于阴，阴根于阳"，这正如"祸兮福所倚，福兮祸所伏"，也如再黑的夜也有星光，太阳当空也会有阴影，再寒冷的冬天也有阳光下的一些暖意，再炎热的夏天也有风吹过的清凉一样，阴阳是互根的，没有阴，也就谈不上有阳。如果单独的有阴无阳，或者有阳无阴，则一切都归于静止寂灭了。

由于阴阳互根，在条件转变时，事物总体的阴阳属性就可以互相转化。《素问》所谓"重阴必阳，重阳必阴""寒极生热，热极生寒"，正如夏天炎热到了极点，就会开始凉爽，向秋天过渡；冬天三九严寒之后，春天就将来到。可见，阴阳互根与转化从另一个侧面说明了阴阳的消长平衡。

通过上面的论述我们可以知道，阴阳有和谐的一面，也有冲突的一面，对于阴阳我们应该采取这样的态度，以保证它们的平衡，从而达到养生长寿的目的。

阴阳平衡是五行和谐的基础

我们在很多中医著作中经常会看到"四时五行"，四时指的是四季，那么五行指的是什么呢？《说文解字》中说："行，道也。"这里的"行"暗指着4个方向、4种行动的意思。如果说一个人站在这个"行"字的中央，也就相当于站在十字路口，这时面临着5种选择：前进、后退、左拐、右行、不选择。从字面上看，"行"字本身就是4种行动方向的象形，当然同时也就包括了那个无形的"中"。五行与"金、木、水、火、土"有什么关系呢？中医典籍《黄帝内经》中说：凡是天地之间，四方上下之内的一切事物，无论是地上划分的九州，或者是人体中的九窍、五脏、十二关节，都是与自然界阴阳之气相互贯通的。由自然界阴阳之气变化而产生了金、木、水、火、土五行，并且可以根据五行的性质，将一切事物加以概括和分类。《黄帝内经》又说："东方生风，风生木""南方生热，热生火""中央生湿，湿生土""西方生燥，燥生金""北方生寒，寒生水"。这样，五行便演变成了我们所说的"金、木、水、火、土"。从中医观点来看，阴阳平衡是五行和谐的基础。五行之间同样保持着阴阳消长转化的关系，其中，金、木、水、火、土又分阴阳。中医认为，只有阴阳保持平衡，五行之间才能保持和谐。

"金曰从革"：从者，顺存；革者，变革。指金有克刚、清润、变革之特性，凡具有清润、敛降特性者统属"金"。"木曰曲直"：指树木生长的状态，有升发、向上、向外、舒展等特性，凡具有升发、向上、向外、舒展之特性的事物均属"木"。"水曰润下"：指水有滋润或向下的特性，凡具有寒凉、滋润、向下特性的事物统属为"水"。"火曰炎上"：炎上指火具有温热、上升之特性，凡具有温热、升腾、向上之特性的事物均属"火"。"土爱稼穑"：稼者，育种；穑者，收获；指土有播种和收获的作用，凡具有生化、承载、受纳特性的事物均属"土"。五行相生相克：即五行顺位相生，金生水、水生木、木生火、火生土、土生金；五行相克，五行隔位相克，金克木、木克土、土克水、水克火、火克金。五行相生相克，有利于保持阴阳的相对平衡。生与克是紧密联系、相互依存的。无生，就不足以保持旺盛的生命力；无克，就不足以保持平衡，形成紊乱。中医有"虚则补其母，实则泻其子"的治疗方法，根治的办法常常是治母也治子。有一位针灸医师曾为一位患者治疗腰痛病，扎针20天之后，患者的腰痛渐渐痊愈，甚至连原本的咳嗽也好了很多。这是由于金生水，肺金是肾之母，因此治其子竟将母病也治好了。值得一提的是，不一定所有人都适合这个方法，因为人体是复杂的。

如果想要五行和谐，就一定要注重食补。《黄帝内经》认为：黑色食物入肾和膀胱，红色食物入心和小肠，白色食物入肺和大肠，黄色食物入脾、胃，绿色食物入肝、胆。所以说，肾虚者宜多吃黑芝麻、黑木耳之类黑色食物，肝病者要多吃青菜和水果，脾胃病、肺病患者宜吃黄色与白色食物，如胡萝卜、黄豆、百合、银耳、莲子等，心脏病患者宜吃荔枝（红壳）、红皮花生米等。不过，这些只是一般规律，生活中选择进食时要注意因人而异，补也要补得适当，要注意饮食多样化，不宜挑食、偏食、滥食，否则人体会发生紊乱，造成阴阳失衡，疾病也就会紧随而至了。

阴阳是中医八纲辨证中的总纲

近年来，中医在全世界的地位逐渐上升，这是为什么呢？因为中医自身存在着不可磨灭的生命力，这种生命力是它在治病救人方面的功绩。阴阳学说是中医理论的核心，也是中医理论的根本。我国古代医学家，在长期医疗实践的基础上，将阴阳学说广泛地运用于医学领域，用以说明人类生命起源、生理现象、病理变化，指导着临床的诊断和防治，成为中医理论的重要组成部分，对中医学理论体系的形成和发展，都有着极为深远的影响。可以说，没有阴阳学说就没有我们现在的中医。

《素问·阴阳应象大论》中这样说："阴阳者，天地之道也，万物之纲纪，变化之父母，生杀之本始，神明之府也，治病必求于本。"什么是"本"？这里的"本"指的就是阴阳。天地之道，就是探讨宇宙万物生生变化的自然规律，应用到我们人体就是阴阳两纲，并在此基础上引申出的表、里、虚、实、寒、热六要，至此为中医中的八纲辨证。

我们研究中医时，离不开天地，而阴阳是天地之道，是万物的纲纪，没有什么东西可以离得开阴阳。阴阳是变化的根本，一切事物的变化都离不开阴阳。阴阳是中医认识疾病的总纲。中医对人体的结构、功能、人体的病理变化，都是用阴阳理论进行解释的。而且中医诊断中的八纲辨证最后还是要归到阴阳这个根本上来。"六要"可分属于阴阳，所以八纲应以阴阳为总纲，如阳证可概括表证、热证、实证，多见于正邪两盛，抗病力强或疾病初期；阴证可概括里证、寒证、虚证，多见于正邪两衰，抗病力低或疾病的后期。

中医诊病治病之根本，全在阴阳辨证，而后是虚实、表里、寒热。明代名医张景岳说："凡诊病施治，必须先审阴阳，乃为医道之纲领，阴阳无谬，治焉有差。医道虽繁，而可一言蔽之者，曰阴阳而已。"所以中医在临床诊病中之首务，在于辨明是阴证还是阳证，如果失去这个前提，后面的事情也许全是错误，因为失去了根本。一个中医水平的高低，也就是鉴别病因和病机是属阴还是属阳的能力。

中医几千年前的法则为什么还可以治今天的病？它的真正精髓就在于——辨证论治。人们在诊断病情时，如说话声音比正常洪亮者属阳，声音低微者则属阴；面部色泽比正常人偏鲜明者通常属阳，面色晦暗者则属阴；如果脉搏跳动比平时速度更快、位置更表浅、力量更大的属阳，相反，脉搏跳动更慢、更深、力量更小的则属阴等。

中医通过这些内容辨证施治，就可以逐步辨清疾病的部位、性质、程度以及病理变化趋势等，从而进一步区分整个疾病的阴阳属性。如疾病的位置在人体的浅表，疾病是由于人体阴阳物质或功能比正常偏多引起的（称为实证），病人体温升高或自己感到身体发热（称为热证）之类的疾病属阳；而相反，病位更深、虚证、寒证则属阴。

既然疾病是由于阴阳失去平衡引起的，那么治疗疾病也围绕调整阴阳来进行，目标是恢复阴阳的平衡协调。因此，如果是寒病（阴），就用可以热药（阳）来平衡，反之热病用寒药来治；如果是阴阳某方面绝对过剩，就用有驱除作用的药，把多出来的部分"泻"掉；如果是阴阳某方面相对不足，就用有补益作用的药来补足……这些都是中医"热者寒之""寒者热之""实者泻之""虚者补之"等治疗原则，这些原则也是根据阴阳关系而确定的。即使，治疗疾病所用的药物，也要分阴阳属性，如寒凉性药物属阴，温热性药物属阳等。

阴阳学说贯穿了中医学理论的各个方面，是中医学最基本的概念和思维方式。阴阳的概念在现代人眼中也显得有点太玄妙神秘，似乎很难理解，但其实只要了解了中国古代哲学的独特思考方式和思考角度，理解阴阳概念其实并不难。

中医不是治病而是调理阴阳

现实生活中，经常有这样一些案例，比如有一个人感觉不舒服了，老中医就会用中草药给其熬药喝，或者用针灸的方法就让其恢复健康了。这是为什么？这是因为这个人在平时饮食、起居中，破坏了身体的平衡，老中医用针灸、药物帮助其身体恢复平衡，从而把病祛除。

中医的精髓是辨证施治，最重要、最核心的东西就是一分为二，也就是阴阳。阴阳是看不到、摸不着的，但却是我们身体的"内核"，我们的方方面面都要围绕它，如果离开了它，我们的世界将会是一片混沌，我们将不会有生命，健康也就无从说起了。

相信大家都听说过这样的理论："西医治标，中医治本。"中医怎么治本呢？通过什么来治本呢？其实，这个"本"指的阴阳，意思是治病还是要在阴阳里寻求。

一直以来，中医都是以阴阳五行相生相依的原理用以指导养生防病治病的。中医的神奇其实就在于它调节了人体的阴阳动态平衡，同样的发热，可能不是用同样的方法，而是因人而异，这是"同病异治"。如同是痢疾病，有属湿热和虚寒等不同的"证"，要用不同的治疗方法；而不同疾病，只要证候相同，便可以用同一方法治疗，这就是"异病同治"。如有 3 个患者，医生为他们开了一样的药。这时病人会问：我是高血压，他是失眠，另一个人是眩晕，怎么给我们开了一样的药呢？但从脉象上看，这 3 个人是同一个"证"。中医学运用辨证论治的规律，不在于病的异同，而在于"证"的区别，不同的证治法不同，相同的证治法相同。

中医认为，人体内部其实是一个有机的统一整体，在组织结构、生理功能、病理变化上都相互联系、相互协调和相互影响，并认为人体与外界自然环境也是一个相适应的统一整体，并且这一统一整体必须符合阴阳平衡的原则。在诊治疾病上，要求从整体观念出发，通过查看五官、形体、舌脉等外在表现，可知道体内阴阳变化，进而确定如何治疗。总而言之，从某种意义上说，中医不是在单纯地有病治病，而是在帮助患者调整体内的阴阳，从而使其达到平衡的状态。

判断身体阴阳的简单方法

有这样一名女性患者，更年期症状十分明显，时有多汗、烦躁、心情不佳、头晕等症状。有人告诉她，这是肾亏的表现，应当适当进补，她就根据别人的建议服用桂圆、大枣、核桃等，结果越补汗越多，心情也没有好转迹象，反而越来越烦躁不安，后来还出现了血压偏高等症状。为什么会这样呢？这是因为她没有弄清楚自己体质阴阳失衡的性质和程度。她的一系列病症属于"肾亏"，但是在中医看来，"肾亏"分肾阴不足与肾阳不足，即所谓的"肾阴虚"和"肾阳虚"，这两者是有本质区别的。

一般更年期女性多为"肾阴不足"，阴不足则见"虚火"之象，出现汗多、烦躁、心慌等症状。既然有"虚火"，就不可再用温热之性的食物，只可食用莲子、百合、绿豆等性凉的食物，即所谓的

"以水（寒）灭火"。也有一些更年期女性是肾阳不足，成为实火，就需要清热解毒。为了便于理解，下面介绍一些简单的方法来帮助大家判别自己的体质是偏阴还是偏阳。

1. 阴性体质

（1）畏寒怕冷，喜暖喜热。

（2）皮肤较白，欠光泽或略显苍白。

（3）说话语速慢，声音小，易沙哑。

（4）尿液颜色浅而透明，量多。

（5）四肢不温，手掌、手指细长绵软。

（6）体形肥胖或是细瘦高挑。

（7）身体僵硬，缺乏柔韧性。

（8）性情温驯，不爱说话。

（9）行动缓慢，不爱活动。

（10）不爱喝水或只爱喝热水。

（11）运动时不流汗或少流汗。

（12）肌肉松弛，虚胖。

（13）皮肤温度较低，爱洗热水澡。

（14）感冒时很少出现发热。

（15）发质干，早生白发。

2. 阳性体质

（1）喜冷喜寒，不耐热暑。

（2）皮肤颜色发红而滋润或多油脂。

（3）语速较快，声音洪亮且富有激情。

（4）尿液颜色深而黄，量少。

（5）四肢温暖，手掌方正厚实有力。

（6）五短身材，肌肉丰满、结实。

（7）身体柔软，屈曲性佳。

（8）活泼乐观，急躁易怒。

（9）行动快而矫健，喜爱运动。

（10）喜爱喝水，爱喝凉茶、吃冷饮。

（11）容易发热流汗，体味较重。

（12）肌肉丰满，胖而且结实。

（13）皮肤温度较高，爱洗温水、冷水澡。

（14）一旦感冒就会发热。

（15）头发油脂多，脱发早。

上述阳性体质和阴性体质特征各 15 个，选择一下，看你哪一类的特征比较多。哪一类吻合较多，就属于哪类体质。当然，也有一些人并不严格属于这两类体质之一，而属介于两类体质之间的平和体质。

人增一分阳气，就多一分寿命

中医认为，人类从出生到成长再到衰老的过程，就是阳气减少、阴气增加的过程，所以，增强阳气就能延缓我们的衰老。俗语常说"人活一口气"，这里的气指的就是阳气。人有阳气，才能够维持身体各个器官的运转，以支撑人的生命；阳气没了，人也就没得救了。

阳气是我们的元气、正气，是我们安身立命之本。《黄帝内经》中说："阳气者，若天与日，失其所则折寿而不彰。"《扁鹊心书》中也说："阳精若壮千年寿，阴气如强必毙伤。"这些中医典籍都很明白地告诉我们这样一个道理，就是说如果一个人阳气不足，肯定寿命不会太长。既然阳气的盛衰事关我们的生死，那么，怎样才能更好地保阳、增阳，延续生命呢？

古人把婴儿称为"纯阳之体"，这是因为每个人刚生下来时，阳气都很充足，而且应该是没有疾病，当然除了少数患有先天疾病的人。老子曾经说过，婴儿虽然筋骨柔弱，但是可以紧紧地抓住小物件，这是他阳气旺盛的表现；婴儿出生后经常整天号哭不止，嗓子却不会沙哑，这是阳气畅通的表现。家里有小孩子的人应该都会有这样的体会，那就是孩子大多时候并不像他们外表看起来那么柔弱，而且他们的某些表现常常令大人们感到不可思议。

亚健康是轻度阴阳失衡

"亚健康"这个概念越来越多地出现在人们的生活中，那么，什么样的身体状态是亚健康呢？按照医学界的说法，亚健康是"介于健康与疾病之间的一种生理功能低下的状态"，实际上就是我们常说的"慢性疲劳综合征"。因为其表现复杂多样，现在国际上还没有一个具体的标准化诊断参数。

一般来说，如果你没有什么明显的病症，但又长时间处于以下的一种或几种状态中，注意亚健康已向你发出警报了：失眠、乏力、无食欲、易疲劳、心悸，抵抗力差、易激怒、经常性感冒或口腔溃疡、便秘等。处在高度紧张工作、学习状态的人应当特别注意这些症状。

亚健康状态下，人体虽然没有发病，但身体或器官中已经有危害因子或危害因素的存在，这些危害因子或危害因素，就像是埋伏在人体中的定时炸弹，随时可能爆炸；或像潜伏在身体中的毒瘤，缓慢地侵害着机体，如不及时清除，就可导致发病。

其实，亚健康和疾病都属于人体内部的阴阳失衡状态，只不过亚健康是轻度阴阳失衡，而疾病是重度的阴阳失衡。但是，如果身体内的"阴阳"长期处于不平衡状态，就会从量变发展到质变，也就是说，身体就会从亚健康状态转化成生病状态，这时候再加以调治，就有一定难度了。

按中医的理论："正气存内，邪不可干，邪之所凑，其气必虚"，就是说在正常的状态下，如果阴阳处在一个很平衡的状态，即使遇见了大风大雨异常的气候变化，也不会得病。但如果外受风、寒、暑、湿、燥、火六淫邪气，内受喜、怒、忧、思、悲、恐、惊七情内伤，人体自身的正常状态被打破，这些伺机而动的致病因子就可能从10个变成100个，100个变成1000个……当它达到一定数量时，就可能侵害人体健康了，而此时人体正处于亚健康状况，防御水平很低没办法抵抗，自然就生病了。

所以，当我们意识到自己亚健康了，就一定要及时调整自己的阴阳平衡，使身体恢复到健康状态，防止疾病的发生。

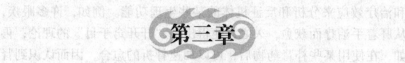

五脏六腑知多少

藏象说来很简单

"藏象"二字首先见于《素问·六节藏象论》，藏，是指藏于体内的内脏。象，是指表现于外的生理、病理现象。藏象学说，即是通过对人体生理、病理现象的观察，研究人体各个脏腑的生理功能、病理变化及其相互关系的学说。它是历代医家在医疗实践的基础上，在阴阳五行学说的指导下，概括总结而成的，是中医学理论体系中极其重要的组成部分，对于阐明人体的生理和病理，指导临床实践具有普遍的意义。

藏象学说以脏腑为基础，脏腑是内脏的总称。按脏腑生理功能特点，可分为脏、腑、奇恒之腑三类：心、肝、脾、肾、肺合称为五脏；胆、胃、小肠、大肠、膀胱、三焦称为六腑；奇恒之腑即脑、髓、骨、脉、胆、女子胞（子宫）。

五脏共同生理特点是化生和贮藏精气，六腑共同生理特点则是受盛和传化水谷。奇恒之腑，就是说这一类腑的形态及其生理功能均有异于"六腑"，不与水谷直接接触，而是一个相对密闭的组织器官，而且还具有类似于脏的贮藏精气的作用，因而称为奇恒之腑。

藏象学说的形成，主要有三个方面。一是古代的解剖知识，如《灵枢·经水》说："夫八尺之士，皮肉在此，外可度量切循而得之，其死，可解剖而视之。其脏之坚脆，腑之小大，谷之多少，脉之长短，血之清浊……皆有大数。"脏腑学说的形成，在形态学方面奠定了基础。二是长期以来对人体生理、病理现象的观察。例如，皮肤受凉而感冒，会出现鼻塞、流涕、咳嗽等症状，因而认识了皮毛、鼻和肺之间存在着密切的联系。三是反复的医疗实践，从病理现象和治疗效应来分析和反证机体的某些生理功能。例如，许多眼疾，从肝着手治疗而获愈，久之，便得出了"肝开窍于目"的理论；再如，在使用某些补肾药物后，可以加速骨折的愈合，因而认识到肾的精气有促进骨骼生长的作用，从而产生"肾主骨"之说。

藏象学说的基本观点认为人是以五脏为中心的统一体，并与自然界保持着统一，体现了中医学所具有的整体观的特点。在人的生命活动中，心、肝、脾、肺、肾五脏是中心，每脏都配以相应的腑：心配小肠，肝配胆，脾配胃，肺配大肠，肾配膀胱，脏对相配之腑的功能起主导与决定作用。其他形体官窍、四肢百骸均与五脏相关：心与血脉、舌、面，肝与筋、目、爪，脾与肉、口、唇，肺与皮毛、鼻，肾与骨、髓、耳、发等均具有特殊的联系。

气、血、精、津液既是脏腑功能活动的物质基础，又是脏腑功能的产物，它们与五脏关系密切：肾藏精，肝藏血，脾藏营，肺主气，心主血。津液的生成、输布与排泄，则主要是由肺、脾、肾三脏协调完成的。人的精神情志活动称为"七情"（喜、怒、忧、思、悲、恐、惊）或"五志"（喜、怒、思、悲、恐），"五志"归属五脏：心在志为喜，肝在志为怒，脾在志为思，肺在志为忧（或悲），肾在志为恐，但这不是机械的划分。作为人体机能活动表现的情志，是以五脏精气作为物质基础的，脏气失调会引起异常的情志，而异常的情志同样会影响脏腑的功能。将五志分属五脏，也是脏腑学说中以五脏为中心的内在统一性的体现。人与自然界季节变化有密切的关系，心气通于夏，肝气通于春，脾气通于长夏，肺气通于秋，肾气通于冬。而昼夜阴阳的变化亦与四时特点相类似，如《灵枢·顺气一日分为四时》："以一日分为四时，朝则为春，日中为夏，日入为秋，夜半为冬。"人体的阴阳消长亦与之相适应，保持着与外界环境的统一。

阴阳五行学说对脏腑的功能、特性、相互关系作了深刻的揭示。就阴阳而言，脏属阴主里，腑属阳主表，肾与膀胱、肺与大肠等都具有阴阳表里的配合关系。五脏的主要功能是"藏精气而不泻"，即贮藏精气，勿使外泄；六腑的主要功能是"传化物而不藏"，即受盛和传化水谷，排出糟粕。就五行而言，金、木、水、火、土归属五脏，如根据木性能曲能直，喜升发，而肝藏血，主疏泄，喜条达，恶郁滞，类比推理出肝属木。同样的道理，推演出心属火，肺属金，肾属水，脾属土。根据五行相生相克的规律，五脏的相生为肝生心，心生脾，脾生肺，肺生肾，肾生肝；五脏的相克为心克肺，肺克肝，肝克脾，脾克肾，肾克心。生克正常为生理现象，反常则为病理现象。藏象的阴阳五行模式，绝不是玄虚臆测的理论，而是为历代医家反复实践所证实了的，因此具有科学的内涵。

应当指出的是，中医学里的脏腑，除了指解剖的实质脏器官，更重要的是对人体生理功能和病理变化的概括。因此虽然与现代医学里的脏器名称大多相同，但其概念、功能却不完全一致，所以不能把两者等同起来。中医藏象学说中一个脏腑的生理功能，可能包含着现代解剖生理学中几个脏器的生理功能；而现代解剖生理学中的一个脏器的生理功能，亦可能分散在藏象学说的某几个脏腑的生理功能之中。

心为君主之官，君安人体才健康

《黄帝内经》对心是这样描述的："心者，君主之官。神明出焉。故主明则下安，主不明，则十二官危。"君主，是古代国家元首的称谓，有统帅、高于一切的意思，是一个国家的最高统治者，是全体国民的主宰者。把心称为君主，就是肯定了心在五脏六腑中的重要性。

现代医学认为，人的精神、意识、思维活动属于大脑的生理功能，是大脑对外界客观事物的反映。但是，中医学从整体观念出发，认为人体的精神、意识、思维活动是各脏腑生理活动的反映，因此把神分为5个方面，分别与五脏相应，故《素问》说："心藏神、肺藏魄、肝藏魂、脾藏意、肾藏志。"人体的精神、意识、思维活动，虽然与五脏都有关系，但主要还是归属于心的生理功能。

所谓"心藏神"，是指精神、思维、意识活动及这些活动所反映的聪明智慧，它们都是由心所主持的。心主神明的功能正常，则精神健旺，神志清楚；反之，则神志异常，出现惊悸、健忘、失眠、癫狂等症候，也可引起其他脏腑的功能紊乱。另外，心主神明还说明，心是人的生命活动的主宰，统率各个脏器，使之相互协调，共同完成各种复杂的生理活动，以维持人的生命活动，如果心发生病变，则其他脏腑的生理活动也会出现紊乱而产生各种疾病。因此，以君主之官比喻心的重要作用与地位是一点儿也不为过的。

心的第二大功能就是主管血脉，它包括主血和主脉两个方面。全身的血，都在脉中运行，依赖于心脏的推动作用而输送到全身。脉，即血脉，是气血流行的通道，又称为"血之府"。心脏是血液循环的动力器官，它推动血液在脉管内按一定方向流动，从而运行周身，维持各脏腑组织器官的正常生理活动。中医学把心脏的正常搏动、推动血液循环的动力和物质，称之为心气。另外，心与血脉相连，心脏所主之血，称之为心血，心血除参与血液循环、营养各脏腑组织器官之外，又为神志活动提供物质能量，同时贯注到心脏本身的脉管，维持心脏的功能活动。因此，心气旺盛、心血充盈、脉道通利，心主血脉的功能才能正常，血液才能在脉管内正常运行。

在生活中，人们常用"心腹之患"形容问题的严重性，却不明白为什么古人要将心与腹部联系起来。所谓"心"，即指心脏，对应手少阴心经，属里；"腹"就是指小肠，为腑，对应手太阳小肠经，属表。"心腹之患"就是说，互为表里的小肠经与心经，它们都是一个整体，谁出现了问题都是很严重的。

总之，在中医理论中，心对于人体，就如同君主在国中处于主宰地位，如果心能保持正常，身体其他器官也就能有条不紊地发挥其作用；如果心里充满着各种嗜欲杂念，身体的其他器官也要受影响，各个器官也就会失去各自应有的作用。因此，我们一定要好好保护心脏。

肝为将军之官，藏血疏泄都靠它

肝为将军之官，对人体健康具有统领全局的重要意义，我们要呵护好自己的肝脏，切勿因一些不良的生活习惯，使肝脏成为最大的受害者。在保养肝脏之前，我们不妨先来认识一下人体内的这位"将军之官"。

肝脏的位置是在东边，就像春天，所以肝脏主生发。中医理论认为，肝主要有两大功能，即主藏血和主疏泄。

1.肝主藏血

肝藏血，一部分是滋养肝脏自身，一部分是调节全身血量。血液分布全身，肝脏自身功能的发挥，也要有充足的血液滋养。如果滋养肝脏的血液不足，人就会感觉头晕目眩、视力减退。另外，肝脉与冲脉相连，冲为血海，主月经，当肝血不足时，冲脉就会受损，于是女性容易出现月经不准、经血量少、色淡，甚至闭经的情况。另外，肝调节血量的功能主要体现为根据人体的不同状态，分配全身血液。当人从安静状态转为活动状态时，肝就会将更多的血液运送到全身各组织器官，以供所需。当肝的藏血功能出现问题时，则可能导致血液逆流外溢，并出现呕血、衄血、月经过多、崩漏等病症。

2.肝主疏泄

疏泄，即传输、疏通、发泄。肝脏属木，主生发。它把人体内部的气机生发、疏泄出来，使气息畅通无阻。气机如果得不到疏泄，就是"气闭"，气闭就会引起很多的病理变化，譬如出现水肿、瘀血、女性闭经等。肝就是具有疏泄气机的功能。如果肝气郁结，全身各组织器官必然长期供血不足，影响其生长和营运功能，这样，体内毒素和产生的废物不能排出，长期堆积在体内，就会发展成恶性肿瘤，也就是我们闻之色变的"癌"。

此外，肝还有疏泄情志的功能。人情志的抒发也靠肝脏。假如一个人怒气冲天，实际上就是肝的功能失调。谋略、理智全没了，全靠情绪去做事，这就会造成很多严重的后果。所以，我们在这里强调要想发挥聪明才智最重要的是保证肝的功能正常。

脾为谏议之官，主管统血和肌肉

脾在人体中的地位非常重要。《黄帝内经·素问》的遗篇《刺法论》中说："脾者，谏议之官，知周出焉。"意思是说，脾能够知道方方面面的问题都出在哪儿，即"知周"，然后通过自己的作用改善这个问题。脾在中央，所以它的主要服务对象是心肺。如果对照现代社会，谏议之官就相当于检察院系统，负责看各方出现什么问题，然后再把这些问题传达给中央。

另外，中医还认为"脾为后天之本"。我们怎么理解这个"后天之本"呢？你不妨想一想土地。虽然现在人们的生活水平提高了，有汽车、电脑、高楼等，但是这些不是人类生存所必需的，没有这些人类照样生活了几千年，那么什么才是人类不可或缺的呢？那就是土地，离开了土地，人类将面临毁灭。在中医理论中，脾属土，它就是人的后天之本，是人体存活下去的根本。

脾的功能主要在四个方面：主运化，主升清，主统血，主肌肉。

1. 脾主运化

脾的最大功能是主运化，相当于"后勤部长"，即脾可以运化水液，运化水谷，把吃进去的粮食、水谷精微营养的物质以及水液输送给其他的脏器，起到一个传输官的作用。脾的这种传输作用对生命来说至关重要，这也是中医把它称为后天之本的原因。

2. 脾主升清

脾把胃里的食物进行消化，其中的精华通过脾的"升清"送到心肺而传输到全身，糟粕则被排出。脾和胃是互为表里的，"脾胃和"，脾可以把清气往上升，而跟脾相对应的是胃，胃主降，脾主升。两者共同起着运化升清、降浊的作用。如果升清的功能减弱了，那脾气就会往下降，就会导致胃脏的下垂或脱肛。

3. 脾主统血

肝藏血，心主血，而脾统血。血和这三脏的关系最为密切，脾在中间起统领的作用。如果脾统血功能不足，就会导致诸如血崩、血漏或尿血等疾病的发生。

4. 脾主肌肉

肌肉是归脾来主管的，肌肉的营养是从脾的运化吸收而来的。一般而言，脾气健运，营养充足，则肌肉丰盈。如果脾有病，消化吸收发生障碍，人往往就会逐渐消瘦。

综上所述，养护我们的脾应从日常保健的重点来抓。尤其是多注意饮食和运动。多运动对人体来说非常重要，因为脾主运化，也就是干活的，如果你不让脾干活了，反而会对它的损害更大，吃好睡好运动好是养脾最好的方法。

肺为相傅之官，脏腑情况它全知

肺在五脏六腑的地位很高，《黄帝内经》中说："肺者，相傅之官，治节出焉。"也就是说，肺相当于一个王朝的宰相，一人之下，万人之上。宰相的职责是什么？他了解百官、协调百官，事无巨细都要管。肺是人体内的宰相，它必须了解五脏六腑的情况，所以《黄帝内经》中有"肺朝百脉"，就是说全身各部的血脉都直接或间接地会聚于肺，然后敷布全身。因此，各脏腑的盛衰情况，必然在肺经上有所反映，中医通过观察肺经上的"寸口"就能了解全身的状况。寸口在两手桡骨内侧，手太阴肺经的经渠、太渊二穴就处在这个位置，是桡动脉的搏动处，中医号脉其实就是在观察肺经。

肺主要有以下三大功能，即肺主气，主肃降，主皮毛。

1. 肺主气

肺主全身之气，它不仅是呼吸器官，还可以把呼吸之气转化为全身的一种正气、清气而输布到全身。《黄帝内经》提到"肺朝百脉，主治节"，百脉都朝向于肺，通过气来调节治理全身的。

2.肺主肃降

肺应秋气，肺在人身当中，起到肃降的作用，即可以肃降人的气机。肺是气循环的重要场所，它可以把人的气机肃降到全身，也可以把人体内的体液肃降和宣发到全身各处，肺气的肃降是跟它的宣发功能结合在一起的，所以它又能通调水道，起到肺循环的作用。

3.肺主皮毛

人全身表皮都有毛孔，毛孔又叫气门，是气出入的地方，都由肺直接来主管。呼吸主要是通过鼻子，所以肺又开窍于鼻。

因此，肺的三大功能决定了它在身体中的地位是宰相。那么该如何养护我们的肺呢？

中医提出"笑能清肺"，笑能使胸廓扩张，肺活量增大，胸肌伸展，笑能宣发肺气、调节人体气机的升降、消除疲劳、驱除抑郁、解除胸闷、恢复体力，使肺气下降、与肾气相通，并增加食欲。清晨锻炼，若能开怀大笑，可使肺吸入足量的大自然中的"清气"，呼出废气，加快血液循环，从而达到心肺气血调和的作用，保持人的情绪稳定。

注重饮食，饮食养肺还应多吃玉米、黄豆、黑豆、冬瓜、番茄、藕、甘薯、猪皮、贝、梨等，但要按照个人体质、肠胃功能酌量选用。此外，养肺要少抽烟，注意作息，保持洁净的居室环境等。

另外，还有一点就是保持周围空气的清新，因为肺的主要生理功能是进行体内外气体交换，吸清呼浊，即吸入氧气，呼出二氧化碳，保证机体对氧的需求，所以日常生活中肺的养生保健最重要的是周围空气的清新，所以不管是家里还是单位，多开窗通风，保持干净，不要让垃圾长时间在屋里滞留。

肾为作强之官，藏精纳气要靠它

《黄帝内经》说："肾者，作强之官，伎巧出焉。"这就是在肯定肾功能强大，能使人强壮。我们知道，"强"从弓，就是弓箭，要拉弓箭首先要有力气。"强"就是特别有力，也就是肾气足的表现，其实我们的力量都是从肾来，肾气足是人体力量的来源。那么，"技巧出焉"是什么意思呢？技巧，就是父精母血运化胎儿，这个技巧是你无法想象的，是由父精母血来决定的，是天地造化而来的。

肾的功能主要有三个方面：主藏精，主纳气，主骨生髓。

1. 肾主藏精

中医认为，精可分为先天之精和后天之精。肾主要是藏先天的精气。精是什么？精是维持生命的最基本的物质。这种物质基本上呈液态，所以精为水，肾脏又叫肾水。肾还主管一个人的生殖之精，是主生殖能力和生育能力的，肾气的强盛可以决定生殖能力的强弱，所以养肾是生命的根本。同时，肾主水，各种液体、水的东西都储藏于肾，都由肾升发、运载。

2. 肾主纳气

纳气，也就是接收气。气是从口鼻吸入到肺，所以肺主气。肺主的是呼气，肾主的是纳气，肺所接收的气最后都要下达到肾。

3. 肾主骨生髓

肾主骨的生长，髓的充盈，《黄帝内经》中髓主要有三种：脑髓、骨髓、脊髓。牙齿也是一种骨头，因此肾还主管牙齿，《黄帝内经》有一句话是"齿为骨之余"，如果肾虚则会导致牙齿早早掉落。脑髓不足、骨髓不足都属于肾精不足，肾气不足，所以养肾是非常重要的。

胃为仓廪之官，为人体提供能源

《素问·刺法论》曰："胃为仓廪之官，五味出焉。"仓，谷藏也；廪，发放。仓廪，即管理财物并按时发放的官员，人体所需要的能量都来源于胃的摄取。

胃上承食道，下接十二指肠，是一个中空的由肌肉组成的容器。金朝医学家说："胃者，脾之腑也……人之根本。胃气壮则五脏六腑皆壮也。"胃为水谷之海，其主要生理功能是受纳腐熟水谷，主通降，以降为和。由于胃在食物消化过程中起着极其重要的作用，与脾一起被称为"后天之本"，故有"五脏六腑皆禀气于胃"之说，胃气强则五脏功能旺盛。因此，历代医家都把固护胃气当作重要的养生和治疗原则。

所谓"胃气"，在中医理论中泛指以胃肠为主的消化功能。在中医经典著作《黄帝内经》中有这样的记载："有胃气则生，无胃气则死。"也就是说，胃气决定着人的生与死。对正常人来说，胃气充足是机体健康的体现；对病人而言，胃气则影响到康复能力。

那么，如何判断一个人有无胃气呢？这就要看一个人是否有饥饿感。

婴儿饿了，就哇哇地哭，这就是饥饿感；小孩子饿了，就闹着要吃饭，这就是饥饿感；成年人早晨起来想吃东西，这就是饥饿感；病人病好点了，就有吃东西的欲望，这就是饥饿感。人能有饥饿感，就说明这个人是正常人、健康人，这也说明此人的胃气很好。

胃气是人赖以生存的根气，只可养，不可伤。因此在诊断上要审察胃气，在治疗上要顾盼胃气，在养生上要调摄胃气。胃气强壮，则气血冲旺，五脏和调，精力充沛，病邪难侵，可祛病延年。

中医认为，胃以降为顺，就是胃在人体中具有肃降的功能。胃气是应该往下行、往下降的，如果胃气不往下降，就会影响睡眠，导致失眠，这就叫作"胃不和则卧不安"。与此同时，胃还有一个重要的功能——生血。"血变于胃"，胃将人体吸纳的精华变成血，母亲的乳汁其实就是血的变现，血是由食物的精华变成的，在抚养孩子的时候，母亲的血又变成了乳汁。

另外，胃还和我们的情绪关系密切。虽然我们看不见自己的胃，但它每时每刻都反映着我们的情绪变化。当你处于兴奋、愉悦、高兴的情绪状态时，胃的各种功能发挥正常甚至超常，消化液分泌增加、胃肠运动加强、食欲大增。如果你处于生气、忧伤、精神压力很大的消极情绪状态，就会使胃液酸度和胃蛋白酶含量增高，胃黏膜充血、糜烂并形成溃疡。在你悲伤或恐惧的时刻，胃的情形更糟——胃黏膜会变白、胃液分泌量减少、胃液酸度和胃蛋白酶含量下降，导致消化不良。因此，我们要想养护我们的胃，最好先从调整情绪开始。

胆为中正之官，是阳气生发的原动力

《黄帝内经》里说："胆者，中正之官，决断出焉。凡十一脏，取决于胆也。"什么是"中正"呢？中正就是不偏不倚，符合规矩，上下通彻。"决断"这两个字用在胆的职能上，是非常贴切的。决断含义主要有两个：一是拿主意做决定，二是决定事情的魄力。胆不像其他脏腑的功能显而易见，如胃化食，小肠分清浊，大肠吸收水分。胆只是一个装着绿色胆汁的囊。可是它的职能是诚实专一的，就是决断事物。比如说左是阴右是阳，胆就在中间，它就是交通阴阳的枢纽，让两边都不出现问题。另外，胆是少阳之气，胆又是春木，是人体一天的阳气生发的起点和动力。

那么，为什么说"凡十一脏，取决于胆"呢？为什么不取决于心，取决于肺，取决于肝、肾、脾？有关这个问题有许多争论，也有许多解释，更有众多的怀疑。按一般人的想法应该是心脏第一，而《黄帝内经》为什么把胆提到那么高的位置？

人要生存下去，首先必须有足够的养分。没有养分小孩无法成长，没有养分成人活不下去，没有养分人体生命需要的血就造不出来，没有血人体的五脏六腑的气机不能升腾，甚至无法维持。养分的来源主要就是人们每天的进食。人们吃了足够的食物，虽然有牙齿的帮助、胃肠的蠕动，如果没有胆囊疏泄的胆汁参与或胆汁分泌疏泄不足，我们人体是吸收不到足够的养分的。胆的好坏影响到胆汁的分泌疏泄，而胆汁的分泌疏泄又会影响到食物的分解，食物分解的好坏影响到食物营养成分的吸收与转化，而营养成分的吸收转化又直接影响到人体能量的补充供给，能量补充供给又影响到其他脏腑的能量需求（五谷、五味、五畜、五禽、五色等入五脏）。也就是说，气血上来以后，机体会根据所需造血原料的缺乏而选择食物的种类。比如这一段时间喜欢吃甜食，过一段时间又想吃酸的，这一段时间喜欢吃肉类，过一段时间又想吃水果。这时我们可以适当多吃点想吃的，想吃就吃，因为机体需要这种东西，脏器如果没有足够的能量补给就会出现问题。所以就有了"凡十一脏，取决于胆"的说法。

小肠为受盛之官，担任吸收精微之职

小肠是食物消化吸收的主要场所，盘曲于腹腔内，上连胃幽门，下接盲肠，全长 3 ~ 5 米，分为十二指肠、空肠和回肠三部分。十二指肠位于腹腔的后上部，全长 25 厘米。它的上部（又称球部）连接胃幽门，是溃疡的好发部位。肝脏分泌的胆汁和胰腺分泌的胰液，通过胆总管和胰腺管在十二指肠上的开口，排泄到十二指肠内以消化食物。空肠连接十二指肠，占小肠全长的 2/5，位于腹腔的左上部。回肠位于右下腹，占小肠全长的 3/5。空肠和回肠之间没有明显的分界线。

《素问·灵兰秘典论》曰："小肠者，受盛之官，化物出焉。"受盛就是小肠接受由胃传送下来的水谷，将其解析变化成精微物质，并大量吸收，使体内的精微物质非常富足，故称"兴盛"。这些精微物质就是"精"，精就是能兴盛人体脏腑功能和真阳元气的最基本的物质。

小肠将经过进一步消化后的食物，分为水谷精微和食物残渣两部分，前者上输于脾，后者下注于大肠。同时，也吸收大量的水液，而无用的水液则渗入膀胱排出体外。因而，小肠泌别清浊的功能，还和大便、小便的质量有关。如小肠泌别清浊的功能正常，则二便正常；反之，则大便稀薄而小便短少。

小肠与心相表里。受盛之官与君主之官互为表里，可见小肠地位非同小可。小肠正常与否，直接关系贵为君主的心的安康。所以，我们要学会保养小肠。

大肠为传导之官，负责传化糟粕

大肠居于腹中，上口在阑尾处与小肠相接，下口紧接肛门。其上中部绕行于腹部的左右，先升后降，所以古人称为"回肠"；下部管腔扩大，沿脊椎的下部下行到魄门（即肛门），所以古人称为"广肠"，回肠相当于现代解剖学之结肠、盲肠，广肠即直肠。与小肠相对来说，大肠较短而宽大，全长约 1.5 米。结肠依次又分为升结肠、横结肠、降结肠和乙状结肠四部分。

《素问·灵兰秘典论》曰："大肠者，传道之官，变化出焉。"大肠的这一功能是胃的降浊功能的延伸，同时与肺的肃降有关。水谷化为血，血里边更加精致的东西一旦被吸收就成为津液。液不一定在脾胃处被彻底消化吸收，有一部分要经过大肠和小肠的进一步吸收和分泌，分出清和浊，清为液，由小肠吸收，浊为糟粕，由大肠传导出去。把精华的液渗透出来，就是"津"。大肠就像管理道路运输一样，能够传达糟粕，也能传达津液，所以称之为"传道之官"。

大肠的功能，是将体内的垃圾排出体外。如果大肠在排出垃圾的过程中，不能充分发挥自己的功能，那么滞留在肠内的垃圾就会在肠内腐烂、发臭，制造出大量的有害物与有害气体和毒素。

一般来讲，现代人的饮食纤维素不足，因此大大减少了肠的蠕动，使肠运动低下，生出便秘。如果体内产生毒素物质，就会在大肠壁上引发大肠炎等各种疾病。另外，由于现代人的饮食在加工过程中，营养大量流失，使得机体免疫力下降，有害细菌、病毒等就会感染大肠，也会引发肠炎、肠无力等各种疾病。

因此，我们要想维护身体健康，少生疾病，维护大肠生理机能也是非常关键的。

膀胱为州都之官，是身体的排毒通道

《素问·灵兰秘典论》曰："膀胱者，州都之官，津液藏焉，气化则能出矣。"膀胱的特点有三：其一，与肾相表里，肾为先天之根，故为都；其二，人体水分泻下之前停留于此，水来土囤，故有州意；其三，人体水分由火之气化于此，如同大地清气上升为云，云遇寒降下为水，完成天地相交。

膀胱位于小腹中，与尿道相通，主要功能是将多余的水液、有害物质转化为尿。人体内的水分以及许多有害物质在肾脏的作用下，进入膀胱转化为尿，最后再由尿道排出体外。膀胱将多余的水液、有害物质转化为尿，离不开肾的大力协助，单靠膀胱"单打独斗"，此过程根本无法顺利进行。

中医指出，肾与膀胱相表里。肾是作强之官，肾精充盛则身体强壮，精力旺盛；膀胱是州都之官，负责贮藏水液和排尿。它们一阴一阳，一表一里，相互影响。所以说，如果排尿有问题，就是肾的毛病。另外，生活中我们经常会说有的人因为惊吓小便失禁，其实这就是"恐伤肾"，恐惧对肾脏造成了伤害，而肾脏受到的伤害又通过膀胱表现出来了。

同样，肾的病变也会导致膀胱的气化失调，引起尿量、排尿次数及排尿时间的改变，而膀胱经的病变也常常会转入肾经。"风厥"多是由于膀胱经的病症转入了肾经所致。《黄帝内经》中说："巨阳主气，故先受邪，少阴与其表里也，得热则上从之，从之则厥也。"足太阳膀胱经统领人体阳气，为一身之表，外界的风邪首先侵袭足太阳膀胱经，膀胱与肾相表里，膀胱经的热邪影响到肾经，肾经的气机逆而上冲便形成了"风厥"。

另外，膀胱还是人体最大的排毒通道，而其他诸如大肠排便、毛孔发汗、脚气排湿毒、气管排痰浊，以及涕泪、痘疹、呕秽等虽也是排毒的途径，但都是局部分段而行，最后也要并归膀胱。所以，要想祛除体内之毒，膀胱必须畅通无阻。

三焦为决渎之官，负责调动运化元气

《素问·灵兰秘典论》曰："三焦者，决渎之官，水道出焉。"决渎：决，行流也；渎，沟渠也。决渎指通调水道。

三焦就是装载全部脏腑的大容器，也就是整个人的体腔。古人将三焦分为三部分：上焦、中焦、下焦。上焦是指横膈以上的部位，包括胸、头部、上肢和心肺两脏，是以心肺之气的"开发"和"宣化"，将气、血、津液和水谷精微等"若雾露之溉"布散于全身，为其主要生理特点，故称"上焦如雾"。中焦是指横膈以下、脐以上的上腹部，是以脾胃的运化水谷、化生精微，"泌糟粕，蒸津液"为其主要生理特点，故称"中焦如沤"。下焦是脐以下的部位和有关脏器，如小肠、大肠、肾和膀胱等，其主要生理特点是传化糟粕和尿液，故称"下焦如渎"。

三焦就像是一场婚礼的司仪，一台晚会的导演，一个协会的秘书长，一个工程的总指挥，它使得各个脏腑间能够相互合作，步调一致，同心同德去为身体服务。对于它的具体形状，现代有的医学家把它等同于淋巴系统、内分泌系统，以及组织间隙、微循环等，但都不能涵盖三焦实际的功用。按《黄帝内经》的解释，三焦是调动运化人体元气的器官，这时它更像是一个财务总管，负责合理分配全身的气血和能量。简而言之，三焦有两大主要功用：通调水道和运化水谷。

所以，要想身体健康，三焦就一定要保持通畅。如果三焦不通了，人就会生病，而一旦三焦都病了的话，那就很危险了。

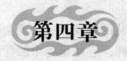

第四章

了解经络，治病更容易

经络总系统：经脉和络脉

经络实际上是"内连五脏六腑，外连筋骨皮毛"，在人体中纵横交错地形成了一个有机的整体，而身体的气血精微都运行于经络当中。它就像人体内的河流，从大河到小溪，分布于身体不同的位置，所有的脏腑和器官都通过它相互联系。

按照中医的解释，经络实际上分别指两种系统，其中大的为经脉，就像人体内的环路，连接重要的部位；小的叫络脉，仿佛主路旁的辅路，既是对主路的补充，又可以增加细微之处的联系。

经脉又有"正经"和"奇经"之分，正经有十二条，包括手三阴经（手太阴肺经、手厥阴心包经、手少阴心经）、手三阳经（手阳明大肠经、手少阳三焦经、手太阳小肠经）、足三阳经（足阳明胃经、足少阳胆经、足太阳膀胱经）、足三阴经（足太阴脾经、足厥阴肝经、足少阴肾经）。奇经有八条，即任脉、督脉、冲脉、带脉、阴跷脉、阳跷脉、阴维脉、阳维脉，通常称作"奇经八脉"。在奇经八脉中，只有任脉和督脉有独立所属腧穴，其他六脉皆与十二正经共用腧穴，故有人又将任、督二脉与十二经合称为"十四经"。

十二正经、奇经八脉是经络系统的两大重要支柱。古人把十二正经比喻成奔流不息的江河，把奇经八脉比喻成湖泊。这样的比喻恰如其分，平时十二正经的气和血奔流不息时，奇经八脉也会很平静地正常运行，而一旦十二正经气血不足流动无力时，奇经八脉这

十二经脉的流注次序表

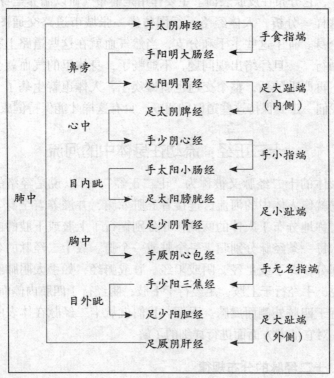

个湖泊储存的"水"就会补充到江河中；反之，十二正经里的气血太多、太汹涌了，湖泊也会增大储备，使气血流动过来，只有这样，人的身体正常功能才会平衡。从医学上来说，奇经八脉对全身经脉实际上起着联络和调节气血盛衰的作用。奇经八脉和十二正经就是要相互调节、相互配合，才能保证身体的平安无事，就像土地跟大自然的降雨配合才能保证庄稼的收成。

　　络脉是经脉的分支，有别络、浮络和孙络之分，起着人体气血输布的作用。别络是其中最大的部分，别络的名称来源于本经别走邻经之意，十二经脉和任、督二脉各自别出一络，加上脾之大络，共计15条，称为十五络脉，分别以十五络所发出的腧穴命名。具有沟通表里经脉之间的联系，统率浮络、孙络，灌渗气血以濡养全身的作用。从别络分出最细小的分支称为"孙络"，它的作用同浮络一样输布气血，濡养全身。在全身络脉中，浮行于浅表部位的称为"浮络"，它分布在皮肤表面。主要作用是输布气血以濡养全身。

这样一分析，人体经络运行图仿佛一张城市道路交通图一样，循行全身。有了这些主干和分支，当然气血就在这些道路上有机地往复循行。一旦经络出现问题，不通畅了，身体里的气血就会出现堵车，再严重的话，整个交通也就瘫痪了，人体也就生病了。所以平时我们一定要保持这些道路的通畅，只有这样才能保持健康。

十二正经：流动在身体中的河流

人体的十二经脉又被称为"十二正经"，可以说是经络的主干线，它就像人体中的河流，连接着五脏六腑，并滋养着全身。十二经脉对称地分布于人体的两侧，并分别循行于上肢或下肢的内侧或外侧。每一条经脉分别归于一个脏或一个腑。故十二经脉的名称包括三部分，即手或足经、阴或阳经、脏或腑经，如手太阴肺经。一般来说，手经行于上肢，足经行于下肢；阴经行于四肢内侧而属脏，阳经行于四肢外侧而属腑。下面，我们就从十二经脉在体表的分布开始，对它的方方面面进行详细的了解。

1. 十二经脉的分布规律

头面分布：阳明经行于面部、额部；太阳经行于面颊、头顶及后头部；少阳经行于头侧部。

躯干分布：手三阳经行于肩胛部；足三阳经则足阳明经行于前（即胸腹面）、足太阳经行于后背、足少阳经行于身侧面；手三阴经均从腋下走出；足三阴经则均行于腹面。循行于腹面的经脉，其排列顺序，自内向外为足少阴经、足阳明经、足太阴经、足厥阴经。

四肢分布：四肢内侧为阴，外侧为阳，各分三阴三阳。上肢内侧面前缘及大指桡侧端，为手太阴，内侧面中间及中指端，为手厥阴；内侧面后缘及小指桡侧端，为手少阴。次指桡侧端至上肢外侧前缘，为手阳明；无名指侧端至上肢外侧面中间，为手少阳，小指尺侧端至上肢外侧后缘，为手太阳。下肢外侧前缘及次趾外侧端，为足阳明；外侧中间及第四趾外侧端为足少阳，外侧后缘及小趾外侧端，为足太阳。大趾内侧端及下肢内侧中间转至前缘，为足太阴；大趾外侧端及下肢内侧前缘转至中间，为足厥阴；小趾下经足心至下肢内侧后缘，为足少阴。

2. 十二经脉的表里属络关系

十二经脉在体内与脏腑相连属，其中阴经属脏络腑，阳经属腑络脏，一脏配一腑，一阴配一阳，形成了脏腑阴阳表里属络关系，即手足太阳与少阴为表里、手足少阳与厥阴为表里、手足阳明与太阴为表里。相为表里的两条经脉，都在四肢末端交接，并分别循行于四肢内外两个侧面的相对位置。相为表里的经脉分别络属于相为表里的脏腑，如手太阴属肺络大肠，手阳明属大肠而络肺；足少阴属肾络膀胱，足太阳属膀胱络肾等。

3. 十二经脉的流注次序

十二经脉的流注是从手太阴肺经开始，阴阳相贯，首尾相接，逐经相传，到肝经为止，从而构成了周而复始、如环无休的流注系统。将气血周流全身，起到濡养的作用。其次序是手太阴肺经在食指端流注于手阳明大肠经，并依次为：经鼻翼旁流注于足阳明胃经，经足大趾端流注于足太阴脾经，经心中流注于手少阴心经，经小指端流注于手太阳小肠经，经目内眦流注于足太阳膀胱经，经足小趾端流注于足少阴肾经，经胸中流注于手厥阴心包经，经无名指端流注于手少阳三焦经，经目外眦流注于足少阳胆经，经足大趾流注于足厥阴肝经，经肺中则流注于手太阴肺经，完成一个循环（详见上页表）。

奇经八脉：人体中的湖泊

奇经八脉与十二正经不同，既不直属脏腑，又无表里配合关系，其循行别道奇行，故称奇经。奇经八脉互相交错着循行，对于十二经脉就好像一个湖泊，分别统摄有关经脉气血、协调阴阳。当十二经脉及脏腑气血旺盛时，奇经八脉就能够蓄积多余的气血；人体功能活动需要时，奇经八脉可以渗灌供应气血。

奇经八脉分别为督脉、任脉、冲脉、带脉、阴维脉、阳维脉、阴跷脉、阳跷脉。其中，督脉、任脉、冲脉这三条经脉，同是起源在人体的胞中，就像三胞胎一样，所以叫"一源三歧"。但是这个三胞胎各自延伸，每条经脉走行的方向都完全不一样，督脉行于腰背正中，上抵头面；任脉行于胸腹正中，上至颏部；冲脉与十二正经的足少阴肾经一同上行，最后环绕口唇。

除此之外，带脉是所有经脉中最特殊的一个，人体的其他经脉都是纵向的，唯独带脉起于胁下，横向环行腰间一周。阴维脉起于小腿内侧，沿着腿股内侧上行，到咽喉与任脉会合。阳维脉起于足跗外侧，沿着腿膝外侧上行，至颈部后面与督脉会合。阴跷脉起于足跟内侧，随着足少阴等经上行，到目内眦与阳跷脉会合。阳跷脉起于足跟外侧，随着足太阳等经上行，到目内眦与阴跷脉会合，沿着足太阳经上额，到颈后与足少阳经会合。

在奇经八脉中，冲脉、带脉、阴维脉、阳维脉、阴跷脉、阳跷脉六脉腧穴，都寄附于十二经与任脉、督脉之中，只有任、督二脉各有其所属腧穴，因此又与十二经相提并论，合称为"十四经"。

督脉，"督"有总管、统率的意思，督脉总管人体一身的阳气，人体的六条阳经都交会于此，而督脉又有调节全身阳经气血的作用，所以督脉被称为"阳脉之海"。

督脉起于胞中，下出会阴，主干主要循行在人体后背正中线和头正中线，就是顺着脊梁骨从下往上走，一直到嘴，与脑和脊髓都有密切联系。"脑为髓海""头为诸阳之会""背为阳"，督脉的循行特点决定了它对全身阳气具有统率、督领作用。平时要是能抬头挺胸，就能激发督脉的经气，使人看上去很有精、气、神。比如说大椎是手足三阳经和督脉交会的地方，因此，也被称为"诸阳之会"，可以用来治疗各种热病。督脉腧穴随其分布部位的不同，可以疗治各种脏腑疾病，如肛门部、阴器、肠腑、腰部、胞宫、膀胱、背部、胃、肺、心、头项部、鼻面部等病症。

督脉总督六条阳经，阳气有卫外的作用，也就是说可以保护我们的身体，因此，疏通督脉可以增强我们的抵抗力，不容易生病。

任脉为阴脉之海，可濡养周身，又由于任脉跟女子的生育功能有关，有调节月经、孕育胎儿的作用，是人体的生养之本。

任脉是人体奇经八脉之一，任脉的"任"字，有担任、妊养的含义。任脉循行于人的前正中线，凡精血、津液均为任脉所司，也就是说，任脉对全身阴经脉气有总揽的作用。如足三阴与任脉交会于中极、关元，阴维与任脉交会于天突、廉泉，冲脉与任脉交会于阴交，足三阴经脉上交于手三阴经脉。任脉的循行路线和人体的生殖系统相对应，而且从古至今这条经的穴位都是要穴，比如关元和气海，不仅能够强身健体，还能调节人的性激素的分泌，促进性功能的发达。

任脉不仅对诸多女性生殖系统疾病有治疗作用，还与人的衰老有密切的联系，在日常生活中注意保养任脉，疏通了任脉就达到了缓解衰老的神奇功效。这种说法并不是在夸大经络的作用。

十二经别：江河中别行的水道

如果说十二经脉是人体经络河流的主干，那么经别就是主要干道分出去的岔道，但相比于络脉来说，它仍然属于主要干道。十二正经，每条分出一条循行在身体较深部的经脉干线，于是便形成了十二经别。十二经别的循行方式主要是从正经经脉分出后经过躯干、脏腑、头顶等处，最后仍流回到正经经脉中，在循行过程中除了六阳经的经别均流回原来的阳经之外，六阴经的经别也均流入与其相表里的阳经，因此十二经别的主要作用，不仅是作为正经经脉循行的补充径路，而且还可以加强沟通互为表里的阴经与阳经的联系。

十二经别的循行特点，可以用"离、合、出、入"四个字来概括。十二经别多从四肢肘膝关节以上的正经别出（离），经过躯干深入体腔与相关的脏腑联系（入），再浅出体表上行头顶部（出），在头顶部，阳经经别合于本经的经脉，阴经的经别合于其表里的阳经经脉（合），由此将十二经别汇合成 6 组，称为"六合"。

一合：足太阳与足少阴经别

足太阳经别：从足太阳经脉的腘窝部分出，其中一条支脉在骶骨下五寸处别行进入肛门，上行归属膀胱，散布联络肾脏，沿脊柱两旁的肌肉到心脏后散布于心脏内；直行的一条支脉，从脊柱两旁的肌肉处继续上行，浅出项部，脉气仍注入足太阳本经。

足少阴经别：从足少阴经脉的腘窝部分出，与足太阳的经别相合并行，上至肾，在十四椎（第二腰）处分出，归属带脉；直行的一条继续上行，系舌根，再浅出项部，脉气注入足太阳的经别。

二合：足少阳与足厥阴经别

足少阳经别：从足少阳经脉在大腿外侧循行部位分出，绕过大腿前侧，进入毛际，同足厥阴的经别会合，上行进入季胁之间，沿胸腔里，归属于胆，散布而上达肝脏，通过心脏，挟食道上行，浅出下颌、口旁，散布在面部，系目系，当目外眦部，脉气仍注入足少阳经。

足厥阴经别：从足厥阴经脉的足背上处分出，上行至毛际，与足少阳的经别会合并行。

三合：足阳明与足太阴经别

足阳明经别：从足阳明经脉的大腿前面处分出，进入腹腔里面，归属于胃，散布到脾脏，向上通过心脏，沿食道浅出口腔，上达鼻根及目眶下，回过来联系目系，脉气仍注入足阳明本经。

足太阴经别：从足太阴经脉的股内侧分出后到大腿前面，同足阳明的经别相合并行，向上结于咽，贯通舌中。

四合：手太阳与手少阴经别

手太阳经别：从手太阳经脉的肩关节部分出，向下入于腋窝，行向心脏，联系小肠。

手少阴经别：从手少阴经脉的腋窝两筋之间分出后，进入胸腔，归属于心脏，向上走到喉咙，浅出面部，在目内眦与手太阳经相合。

经别离入出合表

经别		别，入	胸腹部	出（颈项穴）	合（阳经）
一合	足太阳	入腘中，入肛（承扶）	属膀胱，之肾，散心	出于项（天柱）	足太阳
	足少阴	至腘中，合太阳	至肾，系舌本至14椎出属带脉		
二合	足少阳	入毛际（维道），入胁间	属胆，上肝，贯心，挟咽与别俱行	出颐颔中（天容）	足少阳
	足厥阴	至毛际，合少阳三合			
三合	足阳明	至髀，入腹里（气冲）	属胃，散脾，通心，循咽与别俱行，络咽，贯舌本	出于口（人迎）	足阳明
	足太阴	至髀，合阳明四合			
四合	手太阳	入腋	走心，系小肠	出于面（天窗）	手太阳
	手少阴	入腋（极泉）	属心，走喉咙		
五合	手少阳	入缺盆	走三焦，散胸中	出耳后（天牖）	手少阳
	手厥阴	下腋三寸入胸中（天池）	属三焦，循喉咙		
六合	手阳明	入柱骨	走大肠，属肺，循喉咙	出缺盆（扶突）	手阳明
	手太阴	入腋（中府）	入走肺，散大肠		

五合：手少阳与手厥阴经别

手少阳经别：从手少阳经脉的头顶部分出，向下进入锁骨上窝。经过上、中、下三焦，散布于胸中。

手厥阴经别：从手厥阴经脉的腋下三寸处分出，进入胸腔，分别归属于上、中、下三焦，向上沿着喉咙，浅出于耳后，于乳突下同手少阳经会合。

六合：手阳明与手太阴经别

手阳明经别：从手阳明经脉的肩髃穴分出，进入项后柱骨，向下者走向大肠，归属于肺；向上者，沿喉咙，浅出于锁骨上窝。脉气仍归属于手阳明本经。

手太阴经别：从手太阴经脉的渊腋处分出，行于手少阴经别之前，进入胸腔，走向肺脏，散布于大肠，向上浅出锁骨上窝，沿喉咙，合于手阳明的经别。

十二皮部：抵御外邪的森林

十二经脉在体表有一定的循行分布范围，与之相应，全身的皮肤也被划分为十二个部分，称为"十二皮部"。故《素问·皮部论》中说："欲知皮部，以经脉为纪考，诸经皆然。"同时，皮部不仅是经脉的分区，也是别络的分区，它同别络，特别是浮络有着密切的关系。所以《素问·皮部论》又说："凡十二经络脉者，皮之部也。"

皮部作为十二经脉的体表分区，与经脉和络脉的不同之处在于：经脉呈线状分布；络脉呈网状分布；而皮部则着重于面的划分。其分布之范围大致上属于该经络循行的部位，且比经络更为广泛。皮部在体表的分布如下。

手太阴肺经皮部：循手太阴肺经分布于足部、下肢、腹部。

手厥阴心包经皮部：循手厥阴心包经分布于手部、上肢。

手少阴心经皮部：循手少阴心经分布于手部、上肢。

手阳明大肠经皮部：循手阳明大肠经分布于手部、上肢、颈部、足部。

手少阳三焦经皮部：循手少阳三焦经分布于手部、上肢、肩部、颈部。

手太阳小肠经皮部：循手太阳小肠经分布于手部、上肢、肩部。

足阳明胃经皮部：循足阳明胃经分布于足部、胸腹部、颈部、面部。

足少阳胆经皮部：循足少阳胆经分布于足部、下肢、颈部、头部。

足太阳膀胱经皮部：循足太阳膀胱经分布于足部、下肢、腰背部、头部。

足太阴脾经皮部：循足太阴脾经分布于胸腹部、股部、足部。

足厥阴肝经皮部：循足厥阴肝经分布于足部、胸腹部。

足少阴肾经皮部：循足少阴肾经分布于足部、下肢、腹部。

皮部位居人体最外层，是机体的卫外屏障，当外邪侵犯时，皮部就像森林抵御风沙一样，发挥其保卫机体、抗御外邪的功能。当机体卫外功能失常时，病邪可通过皮部深入络脉、经脉以至脏腑。正如《素问·皮部论》所说："邪客于皮则腠理开，开则邪入客于络脉，络脉满则注入经脉，经脉满则入合于脏腑也。"反之，当机体内脏有病时，亦可通过经脉、络脉而反映于皮部，根据皮部的病理反应而推断脏腑病证，所以皮部又有反映病候的作用。

除此之外，还可以根据皮部理论来确定治疗原则和方法，达到治病效果。比如，外感疾病多为六淫邪气侵犯肌表，表邪不解则由表入里，同样里证也可出表。根据皮部理论，邪在表当发汗，以防病邪沿经络传变入里，发展为里证。若邪已入里，则亦可由里达表，使其通过皮部而解。在临床上，常见的某些皮肤疾患如疹、斑等的外病内治，即是皮部理论在临床上的应用。中医针灸临床常用的皮肤针（七星针、梅花针）、皮内针、穴位贴药治疗等均是通过皮部与经脉络脉乃至脏腑气血的沟通和内在联系而发挥作用的。

由于手三阴三阳皮部与络脉在上肢，足三阴三阳皮部与络脉在下肢，而在临床实践中进行望色及切肤时，上下同名经络皮部是相通的，故称作"上下同法"，所以十二皮部归为六经皮部，并专门加以命名。《素问·皮部论》云："阳明之阳，名曰害蜚，上下同法，视其部中有浮络者，皆阳阴之络也。"其他经皮部皆以此论述。少阳经皮部名枢持，阳明经皮部名害蜚，太阳经皮部名关枢，厥阴经皮部名害肩，太阴经皮部名关蛰，少阴经皮部名枢儒。此六经皮部名称和理论与经络根结终始理论相关，从而形成关、阖、枢理论。

六经皮部名称对应表

六经	太阳	阳明	少阳	太阴	少阴	厥阴
皮部名	关枢	害蜚	枢持	关蛰	枢儒	害肩

在临床治疗中，除用药物贴敷等方法治疗皮肤病外，主要是在针灸、按摩治疗中，通过皮部、经脉的接受力学和热学的轻微物理性刺激，从而激发人体经络系统协调阴阳、调整虚实来治疗疾病。无论体针、耳针、足针、面针、头皮针、皮肤针，或者艾灸、拔罐、挑刺、割治、药熨、水浴、蜡疗、泥疗等，都是首先作用于皮部的理疗方法，现代的一些治疗仪也是如此。

十二经筋：被河流滋养的土地

何谓经筋？"经"即十二经脉，"筋"为肌肉的总称。十二经筋是十二经脉之气濡养筋肉骨节的体系，是十二经脉的外周连属部分。经筋具有约束骨骼、屈伸关节、维持人体正常运动功能的作用，正如《素问·痿论》所说："宗筋主束骨而利机关也。"如果说十二经脉是地上的十二条河流，那么十二经筋就是被河流滋养的土地。

经筋分布于外周，不入脏腑，有"起"有"结"，数筋结于一处为"聚"，散布成片称"布"。十二经筋各起于四肢末端，结聚于关节和骨骼，分布部位与十二经脉的外行部分相类。阳经之筋分布在肢体的外侧，分为手足三阳；阴经之筋分布在肢体的内侧，并进入胸腹腔，但是不联络脏腑，不像经脉有脏腑络属关系，因此，经筋的命名只分手足阴阳而不连缀脏腑名称。其中，手三阳之筋结于头脚，手三阴之筋结于胸膈，足三阳之筋结于目周围，足三阴之筋结聚于阴器。

经筋的分布，同十二经脉在体表的循行部位基本上是一致的，但其循行走向不尽相同。经筋的分布，一般都有在浅部，从四肢末端走向头身，多结聚于关节和骨骼附近，有的进入胸腹腔，但不属络脏腑。其具体分布如下。

1. 足太阳经筋

起于足小趾，向上结于外踝，斜上结于膝部，在下者沿外踝结于足跟，向上沿跟腱结于腘部，其分支结于小腿肚（腨外），上向腘内则，与腘部另支合并上行结于臀部，向上挟脊到达项部；分支入结入舌根；直行者结于枕骨，上行至头顶，从额部下，结于鼻；分支形成"目上网"（即上睑），向下结于鼻旁，背部的分支从腋行外侧结于肩髃；一支进入腋下，向上从缺盆出，上方结于耳行乳突（完骨）。又有分支从缺盆出，斜上结于鼻旁。

2. 足少阳经筋

起于第四趾，向上结于外踝，上行沿胫外侧缘，结于膝外侧；其分支起于腓骨部。上走大腿外侧，前边结于"伏兔"，后边结于骶部。直行者，经季胁，上走腋前缘，系于胸侧和乳部，结于缺盆。直行者，上出腋部，通过缺盆，行于太阳筋的前方，沿耳后，上额角，交会于头顶，向下走向下颌，上结于鼻旁。分支结于目外眦，成"外维"。

3. 足阳明经筋

起于第二、三、四趾，结于足背；斜向外上盖于腓骨，上结于膝外侧，直上结于髀枢（大转子部），向上沿胁肋，连属脊椎。直行者，上沿胫骨，结于膝部。分支结于腓骨部，并合足少阳的经筋。直行者，沿伏兔向上，结于股骨前，聚集于阴部，向上分布于腹部，结于缺盆，上颈部，挟口旁，会合于鼻旁，上方合于足太阳经筋——太阳为"目上网"（下睑）。其中分支从面颊结于耳前。

4. 足太阳经筋

起于大足趾内侧端，向上结于内踝；直行者，络于膝内辅骨（胫骨内踝部），向上沿大腿内侧，结于股骨前，聚集于阴部，上向腹部，结于脐，沿腹内，结于肋骨，散布于胸中；其在里的，附着于脊椎。

5. 足少阳经筋

起于足小趾的下边，同足太阳经筋并斜行内踝下方，结于足跟，与足太阳经筋会合，向上结于胫骨内踝下，同足太阴经筋一起向上，沿大腿内侧，结于阴部，沿脊里，挟膂，向上至项，结于枕骨，与足太阳经会合。

6. 足厥阴经筋

起于足大趾上边向上结于内踝之前，沿胫骨向上结于胫骨内踝之上，向上沿大腿内侧，结于阴部，联络各经筋。

7. 手太阳经筋

起于手小指上边，结于腕背，向上沿前臂内侧缘，结于肘内锐骨（肱骨内上踝）的后面，进入并结于腋下，其分支向后走腋后侧缘，向上绕肩胛，沿颈旁出走足太阳经筋的前方，结于耳后乳突；分支进入耳中；直行者，出耳上，向下结于下额，上方连属目外眦。还有一条支筋从颔部分出，上下颌角部，沿耳前，连属目眦，上额，结于额角。

8. 手太阳经筋

起于无名指末端，结于腕背，向上沿前臂结于肘部，上绕上臂外侧缘上肩，走向颈部，合于手太阳经筋。其分支当下额角处进入，联系舌根；另一支从下颌角上行，沿耳前，连属目眦，上额，结于额角。

9. 手少阳经筋

起于食指末端，结于腕背，向上沿前臂外侧，结于肩髃；其分支，绕肩胛，挟脊旁；直行者，从肩髃部上颈；分支上面颊，结于鼻旁；直行的上出手太阳经筋的前方，上额角，络头部，下向对侧下额。

10. 手太阳经筋

起于手大拇指上，结于鱼际后，行于寸口动脉外侧，上沿前臂，结于肘中；再向上沿上臂内侧，进入腋下，出缺盆，结于肩髃前方，上面结于缺盆，下面结于胸里，分散通过膈部，到达季胁。

11. 手少阳经筋

起于手中指，与手太阴经筋并行，结于肘内侧，上经上臂内侧，结于腋下，向下散布于胁的前后；其分支进入腋内，散布于胸中，结于膈。

12. 手少阳经筋

起于手小指内侧，结于腕后锐骨（豆骨），向上结于肘内侧，再向上进入腋内，交手太阴经筋，行于乳里，结于胸中，沿膈向下，系于脐部。

十五络脉：流在山谷中的溪水

络脉是由经脉分出行于浅层的支脉，络脉的主干脉被称为别络，共有 15 条，由手足三阴三阳经在腕踝关节上下各分出一支络脉，加上躯干部任脉之络、督脉之络及脾之大络所组成，故又称十五别络、十五络脉。从别络往下，还会分出许多细小的络脉，被称为孙络，即《灵枢》中所谓的"络之别者为孙"。另外，在全身络脉中，浮行于浅表部位的称为"浮络"，它分布在皮肤表面，其主要作用是输布气血以濡养全身。

十五别络分别以十五络所发出的腧穴命名，其中十二经的别络均从本经四肢肘膝关节以下的络穴分出，走向其相表里的经脉，即阴经别走于阳经，阳经别走于阴经，加强了十二经中表里两经的联系，沟通了表里两经的经气，补充了十二经脉循行的不足。任脉、督脉的别络以及脾之大络主要分布在头身部。任脉的别脉从鸠尾分出后散布于腹部；督脉的别络从长强分出后散布于头，左右别走足太阳经；脾之大络从大包分出后散布于胸胁，分别沟通了腹、背和全身经气。

1. 手太阴络——列缺

起始于手腕上部列缺穴两肌肉分歧处，与手太阴经相并而行，散布于手大鱼的边缘部（鱼际），由腕后一寸半（即列缺）处走向手阳明经。此络脉病候分为虚实两证：实证为手掌热；虚证为哈欠，气短，或尿频、遗尿等。

2. 手少阴络——通里

起始于腕横纹后一寸半（通里）处，由此向上与手少阴经并行于浅层，沿经脉而进入心中，联系舌根部，又联属于眼睛的根部；在掌后一寸半（通里）处走向手太阳小肠经。此络脉病候分为虚实两证：实证为胸胁及膈上撑胀不舒，虚证为不能言。

3. 手厥阴络——内关

在腕横纹后两寸（内关）处，于掌长伸肌腱与拇长伸肌腱之间分出，然后沿着手厥阴经循行部之浅层上行，联系心包络。此络脉病候分为虚实两证：实证为心痛，虚证为头项强直。

4. 手太阳络——支正

于腕横纹上五寸（支正）处出来后向内注入手少阴经；另一支沿手太阳经之浅层上行至肘关节部，再上行络于肩髃穴处。此络脉病候分为虚实两证：实证为肘关节弛缓而不得屈伸，肘关节痿废；虚证为皮肤生赘疣，小的如同指间生的疥结痂。

5. 手阳明络——偏历

在腕横纹上三寸（偏历）处分出来后进入手太阴肺经；另一支沿上肢行于手阳明经浅层，上行至肩髃穴处，然后上行至面部颊侧屈曲处，即下颌角部，遍布于下齿中；另一支则入于耳中会合聚集于耳的宗脉。此络脉病候分为虚实两证：实证为龋齿、耳聋，虚证为牙齿寒凉、胸膈气塞不畅等。

6. 手少阳络——外关

在腕横纹上两寸（外关）处分出来后向上绕过前臂外侧上行，注入胸中会合手厥阴经至心包络。此络脉病候分为虚实两证：实证为肘关节部痉挛；虚证为肘关节部纵缓不收，即不能屈。

7. 足太阳络——飞扬

在踝关节上七寸（飞扬）处分出后走向足少阴经。此络脉病候分为虚实两证：实证为鼻塞流涕，头背疼痛，虚证为鼻流清涕和鼻出血。

8. 足少阳络——光明

在踝关节以上五寸（光明）处分出后走向足厥阴经脉，向下络于足背部。此络脉病候分为虚实两证：实证为厥冷，虚证为痿躄，即筋肉萎缩或痿软无力，坐而不能站起。

9. 足阳明络——丰隆

在踝关节上八寸（丰隆）处分出后走向足太阴经脉；另一支沿胫骨外缘上行同名经脉之浅层，直达头项部，会合诸经脉之气，向下络于喉部。此络脉病候分为气逆及虚实证：气逆，指本络脉之气上逆则喉痹，卒瘖，即喉部诸疾引起气塞不通之症，故常突然音哑，实证为狂证和癫证，虚证为足胫屈伸不得，胫部肌肉枯萎。

10. 足太阴络——公孙

在第一跖趾关节后一寸（公孙）处分出后走向足阳明经脉；另一支则沿同名经脉浅层上行直络于肠胃。此络脉病候分气逆及虚实证：气逆，即本络脉厥气上逆时则病发霍乱；实证为肠中切切而痛，虚证则腹部鼓胀。

11. 足少阴络——大钟

从大钟穴由足少阴经脉分出，在踝关节后面绕过足跟后走向足太阳经脉。另一支则与足少阴经并行于浅层，上行走于心包之下，向外则贯穿腰脊部。此络脉病候分为气逆及虚实证：气逆证则心烦胸闷不舒；实证则小便不通或淋漓不尽；虚证为腰痛。

12. 足厥阴络——蠡沟

在踝关节内侧以上五寸（蠡沟）处分出后走向足少阳经脉；另一支沿着同名经脉的浅层经过胫骨内侧上行至睾丸处，结聚于阴茎。此络脉病候分为气逆及虚实证：气逆证为睾丸肿大，猝然发生疝气病；实证为阴器挺长不收，虚证为阴囊突然瘙痒，当取蠡沟穴治之。

13. 任脉之络——鸠尾

由任脉之鸠尾穴上面分出后下行至鸠尾穴后再散络于腹部。此络脉病候分为虚实两证：实证为腹壁皮肤疼痛，虚证为腹壁皮肤瘙痒。

14. 督脉之络——长强

从长强穴处由督脉分出，然后在脊柱两旁肌肉边上上行，直达项部，散络于头上。下面则在肩胛部左右有分支走向足太阳经脉，穿入脊柱两旁肌肉之内。此络脉病候分为虚实两证：实证为脊柱强直；虚证为头部沉重。

15. 脾之大络——大包

在腋窝部下三寸的渊腋穴（足少阳）下方三寸处分出后散布于胁肋及胸侧。此络脉病候分为虚实两证：实证为全身疼痛，虚证为各关节皆弛缓。

腧穴：运输气血的中转站

腧穴是人体输注气血、反映病候、防治疾病的重要部位。"腧"就是传输的意思，"穴"说明这个部位存在着空隙，所以一般都用

"穴位"来称呼。实际上，穴位就是每条经络上最突出的地方，穴位对经络的重要就如同经络对于人体的重要。它位于经脉之上，而经脉又和脏腑相连，穴位、经脉和脏腑之间就形成了立体的联系。当然，穴位就成了这个相互联系的体系中最直接的因素，通过穴位来发现身体存在的问题，更可以利用它们来治疗疾病，保持身体的健康。

按照中医基础理论，人体穴位主要有四大作用，首先它是经络之气输注于体表的部位；其次它还是疾病反映于体表的部位，当人体生理功能失调的时候，穴位局部可能会发生一些变化，比如说颜色的变红或者变暗，或者局部摸起来有硬结或者条索状的东西等等；再者我们可以借助这些变化来推断身体到底是什么部位出了问题，从而协助诊断；最后，当人体出现疾病的时候，这些穴位还是针灸、推拿、气功等疗法的刺激部位，当然我们也可以用这些穴位来预防疾病的发生。

有专家说，正是由于腧穴的发现，才最终确立了经络学说，这种说法是有一定道理的。在远古时代，没有医生，没有医院，没有先进的设备，更没有灵丹妙药，当我们的祖先身体不舒服的时候，发现在病痛的局部按按揉揉，或者用小石头刺刺，小木棍扎扎，就能减轻或者消除病痛。其实这种"以痛为腧"的取穴方式，就是腧穴的原型。后来通过实践活动，古代人对腧穴有了进一步的认识，知道了按压哪个位置能起到什么样的治疗作用，为了便于记忆，便于交流，还给它们起了名字。在公元前1世纪的时候，有名字的穴位大概有160个。

随着对穴位主治功能认识的不断积累，古代医家发现这些穴位不是孤立的，这些穴位位于"经络"——能量的通路上，通过经络与脏腑相通。历代医家不断整理，到了清代，有名的穴位一共有361个，包括52个单穴，309个双穴。这361个穴位位于十二经和任、督二脉之上，有固定的名称和固定的位置，这也是我们现代人常说的"经穴"，或者"十四经穴"。

在这361处经穴中，有108个要穴。要穴中有72个穴一般采用按摩手法点、按、揉等不至于伤害人体，其余36个穴是致命穴，就是我们俗称的"死穴"。严格地说这 36 个致命穴，平常按摩不会有任何不良影响。所谓致命是指超乎正常的意外重力，造成了极大的打击。死穴又分为软麻、昏眩、轻和重四穴，每类都有 9 个穴。一共是 36 个致命穴。有些文学作品中甚至说，在生死搏斗中为"杀手"使用，还有歌诀做了描述："百会倒在地，尾闾不还乡；章门被击中，十人九人亡；太阳和哑门，必然见阎王；断脊无接骨，膝下急亡身。"

还有一些穴位，也有自己的名字，有固定的位置，但却不属于十四经，它们属于另外一个系统，那就是"经外奇穴"，简称"奇穴"，其中也包括许多近代发现并获得认可的新穴，比如说四缝、八风、十宣、定喘等。常用的奇穴有 40 个左右。

其实还有一类穴位，没有固定的名字，也没有固定的位置，这就是"阿是穴"。相传在古时有中医为病人治病，但一直不得其法。有一次无意中按到病者某处，病者的痛症得到舒缓。医者于是在该处周围摸索，病者呼喊："啊……是这里，是这里了。"医者加以针灸，果然使疾病好转。于是把这一个特别的穴位命名为"阿是穴"，其实就是病痛局部的压痛点或者敏感点，这种叫法最早见于唐代。

可以看出，人们对腧穴的认识是不断发展的，关于究竟有多少穴位这个问题，也是在不同时代有着不同的答案。

特定穴：特殊职能的气血运行枢纽

在十四经穴中，有一部分腧穴被称之为"特定穴"，它们除具有经穴的共同主治特点外，还有其特殊的性能和治疗作用。根据其不同的分布特点、含义和治疗作用，将特定穴分为"五输穴""原穴""络穴""郄穴""下合穴""背腧穴""募穴""八会穴""八脉交会穴"和"交会穴"十类。特定穴其实是最常用的经穴，掌握特定穴的有关知识，对发生疾病时选穴具有很重要的指导意义。

1. 五输穴

古代医家认为，经脉之中气血的流注运行就好像自然界之水流一样，由小到大、由浅入深，注于江河，汇于海洋。古人以此为依据，将"井、荥、输、经、合"五个名称分别冠之于五个特定穴，即组成了五输穴。

五输穴从四肢末端向肘膝方向依次排列。井穴分布在指或趾末端，为经气所出，就像是水的源头。荥穴分布于掌指或跖趾关节之前，为经气开始流动，像刚出的泉水微流；腧穴分布于掌指或跖趾关节之后，其经气渐盛，喻水流由小到大，由浅渐深；经穴多位于前臂、胫部，其经气盛大流行如水流宽大，通畅无阻；合穴多位于肘膝关节附近，其经气充盛且入合于脏腑，喻江河之水汇入湖海。五输穴与五行相配，故又有"五行输"之称。

五输穴表

经脉名称	井（木）	荥（火）	输（土）	经（金）	合（水）
手太阴肺经	少商	鱼际	太渊	经渠	尺泽
手厥阴心包经	中冲	劳宫	大陵	间使	曲泽
手少阴心经	少冲	少府	神门	灵道	少海
足太阴脾经	隐白	大都	太白	商丘	阴陵泉
足厥阴肝经	大敦	行间	太冲	中封	曲泉
足少阴肾经	涌泉	然谷	太溪	复溜	阴谷
手阳明大肠经	商阳	二间	三间	阳溪	曲池
手少阳三焦经	关冲	液门	中渚	支沟	天井
手太阳小肠经	少泽	前谷	后溪	阳谷	小海
足阳明胃经	厉兑	内庭	陷谷	解溪	足三里
足少阳胆经	足窍阴	侠溪	足临泣	阳辅	阳陵泉
足太阳膀胱经	至阴	足通谷	束骨	昆仑	委中

2. 原穴、络穴

原穴是脏腑原气（即元气）经过和留止于四肢的穴位。脏腑的原气源于肾间动气，是人体生命活动的原动力，通过三焦运行于五脏六腑，通达头身四肢，是十二经脉维持正常生理功能的根本。十二经脉在腕、踝关节附近各有一个原穴，合为十二原穴。十五络脉从经脉分出处各有一腧穴，称之为络穴，又称"十五络穴"。"络"，有联络、散布之意。十二经脉各有一络脉分出，故各有一络穴。原穴和络穴既可单独应用，也能配合使用，中医称之为"原络配穴"。

十二经原穴、络穴表

经脉	原穴	络穴
手太阴肺经	太渊	列缺
手厥阴心包经	大陵	内关
手少阴心经	神门	通里
手阳明大肠经	合谷	偏历
手少阳三焦经	阳池	外关
手太阳小肠经	腕骨	支正
足太阴脾经	太白	公孙
足厥阴肝经	太冲	蠡沟
足少阴肾经	太溪	大钟
足阳明胃经	冲阳	丰隆
足少阳胆经	丘墟	光明
足太阳膀胱经	京骨	飞扬

3. 郄穴

"郄"有孔隙之意，郄穴是指经脉之气深深藏聚部位的腧穴。十二经脉和奇经八脉中的阴跷、阳跷、阴维、阳维脉各有1个郄穴，共有16个。根据古代文献记载，阴经郄穴多用于治疗出血，阳经的郄穴多用于治疗急性疼痛。比如说我们前臂上的孔最穴就是手太阴肺经的郄穴，而肺与大肠相表里，所以孔最就有了这个作用。

十六郄穴表

经脉	郄穴	经脉	郄穴	经脉	郄穴
手太阴肺经	孔最	手阳明大肠经	温溜	足太阳膀胱经	金门
手厥阴心包经	郄门	手少阳三焦经	会宗	阴维脉	筑宾
手少阴心经	阴郄	手太阳小肠经	养老	阳维脉	阳交
足太阴脾经	地机	足阳明胃经	梁丘	阴跷脉	交信
足厥阴肝经	中都	足少阳胆经	外丘	阳跷脉	跗阳
足少阴肾经	水泉				

4. 俞穴、募穴

脏腑之气输注于背腰部的腧穴，称为"俞穴"，又称为"背俞穴"。"俞"，有转输、输注之意。俞穴一共有 12 个，都位于背腰部足太阳膀胱经第一侧线上，大体依脏腑位置的高低而上下排列，并分别冠以脏腑之名。

脏腑之气汇聚于胸腹部的腧穴，称为"募穴"，又称为"腹募穴"。"募"，有聚集、汇聚之意。募穴也有 12 个，都位于胸腹部有关经脉上，其位置与其相关脏腑所处部位相近。

腧穴和募穴既可以单独使用，也可以配合使用。一般而言，脏病和虚证多取腧穴，腑病和实证多用募穴。

十二脏腑俞穴、募穴

	肺	心包	心	肝	脾	肾	胃	胆	膀胱	大肠	三焦	小肠
俞穴	肺俞	厥阴俞	心俞	肝俞	脾俞	肾俞	胃俞	胆俞	膀胱俞	大肠俞	三焦俞	小肠俞
募穴	中府	膻中	巨阙	期门	章门	京门	中脘	日月	中极	天枢	石门	关元

5. 下合穴

六腑之气下合于足三阳经的腧穴，称为"下合穴"，又称"六腑下合穴"。下合穴共有6个，其中胃、胆、膀胱的下合穴位于本经，大肠、小肠的下合穴同位于胃经，三焦的下合穴位于膀胱经。

下合穴可用于治疗相应的腑的病症。比如，胆的下合穴是阳陵泉，如果胆出现问题，就可以用阳陵泉来治疗。胃的下合穴是足三里，所以足三里可以治疗各种胃炎、胃溃疡、消化不良等这些和胃有关的疾病。膀胱的下合穴是委中，委中可以用来治疗尿频、尿急、尿痛、尿血、尿潴留、遗尿等各种和膀胱有关的问题。大肠的下合穴是上巨虚，和大肠有关的便秘、腹泻、痔疮、便血等都可以用上巨虚来治疗。三焦的下合穴是委阳穴，这个穴位可以用来治疗水肿、肾炎、膀胱炎等和三焦有关的疾病。小肠的下合穴是下巨虚，因此，下巨虚可以用来治疗和小肠相关的疾病，比如说急慢性肠炎、消化不良等。

6. 八会穴

八会穴是指脏、腑、气、血、筋、脉、骨、髓等精气聚会的八个腧穴。具体来讲，脏会章门，腑会中脘，气会膻中，血会膈腧，筋会阳陵泉，脉会太渊，骨会大杼，髓会绝骨。八会穴分散在躯干部和四肢部，其中脏、腑、气、血、骨之会穴位于躯干部，筋、脉、髓之会穴位于四肢部。

这八个穴位虽然分别属于不同的经脉，但对各自相对应的脏腑、组织的病症具有特殊的治疗作用。比如背部的膈腧穴是血会，也就是血汇聚的地方，当身体任何地方出现有出血、血亏或者血瘀等情况，都可以用这个穴位来治疗。再比如说任脉上的中脘穴是腑会，所以中脘不仅仅可以治疗和任脉相关的疾病，还可以用来治疗和六腑相关的疾病，尤其是经常用它来治疗胃的各种病症。

7. 交会穴

两经或数经相交会的腧穴，称为"交会穴"。交会穴多分布于头面、躯干部。这样的穴位有很多，它们既可以治疗本经的病症，也可以治疗相交会的经脉的病症。比如说三阴交，它既是足太阴脾经的腧穴，又是足三阴交会穴，所以，可以用它来治疗脾经病证，也可以治疗足厥阴肝经、足少阴肾经的病证。由于这样的穴位实在是太多了，在这里我们就不一一介绍了。

8. 八脉交会穴

十二经脉与奇经八脉相通的八个腧穴，称为"八脉交会穴"，又称"交经八穴"。八脉交会穴均位于腕踝部的上下。

八脉交会穴具有治疗奇经病症的作用，比如说后背部脊柱的疼痛、僵硬，这属于督脉的病症，我们就可以用通于督脉的后溪穴来治疗，而后溪穴本身是属于手太阳小肠经的穴位。公孙穴通冲脉，内关穴通阴维脉，这两个穴位配合使用，可以用来治疗心、胸、胃的疾病。后溪通督脉，申脉通阳跷脉，这两个穴位一起配合可以治疗眼内角、颈项、耳朵以及肩部的疾病。足临泣通带脉，外关通阳维脉，这两个穴位配合可以治疗眼内角、耳后、脸颊、颈肩部的相关疾病。列缺通任脉，照海通阴跷脉，这两个穴位配合起来，可以治疗肺、咽喉、胸膈的疾病。

八脉交会穴表

穴名	所属经脉	所通经脉	所合部位	主治范围
列缺、照海	手太阴肺经	任脉	肺系，咽喉，胸膈	肺系，咽喉，胸膈病证
	足少阴肾经	阴跷脉		
后溪、申脉	手太阳小肠经	督脉	目内眦、颈项、耳、肩	耳、目内眦、头颈项、肩胛、腰背病证
	足太阳膀胱经	阳跷脉		
公孙、内关	足太阴脾经	冲脉	心、胸、胃	心、胸、胃病证
	少阴心包经	阴维脉		
足临泣、外关	足少阳胆经	带脉	目内眦、耳后、脸颊、颈肩	耳、目锐眦、侧头、颈肩、胸胁病证
	手少阳三焦经	阳维脉		

经络的标本、根结、气街、四海

　　经络系统主要是从经络的分布和气血运行等方面来论述人体内脏和体表的相互关系，古代医家通过长期的实践，在认识了经络的分布和气血运行的基础上，总结出了经络腧穴上下内外的对应规律，从而揭示了人体四肢与头身的密切联系，突出了四肢远端的特定穴与头、胸、腹、背腧穴的关系，形成了标本、根结、气街、四海理论。

1. 标本

　　"标本"一词在这里是以树梢（标）和树根（本）来比喻经脉腧穴分布的上下对应关系。"标"代表人体头面胸背部，"本"代表人体四肢下端。十二经脉皆有"标"部与"本"部。根据《灵枢·卫气》所载标本位置，结合相应腧穴列表如下。

十二经标本表

经脉	本（部位）	本（腧穴）	标（部位）	标（腧穴）
足太阳	跟以上5寸中	跗阳	两络命门（目）	睛明
足少阳	窍阴之间	足窍阴	窗笼（耳）之前	听会
足少阴	内踝下上3寸中	交信、复溜	背腧与舌下两脉	肾俞、廉泉
足阳明	厉兑	厉兑	颊下、挟颃颡	人迎
足厥阴	行间上5寸所	中封	背腧	肝俞
足太阴	中封前上4寸中	三阴交	背腧与舌本	脾俞、廉泉
手太阳	外踝之后	养老	命门（目）之上1寸	攒竹
手少阳	小指次指之间上2寸	中渚	目后上角、目外眦	丝竹空
手阳明	肘骨中上至别阳	曲池	颜下合钳上	迎香
手太阴	寸口之中	太渊	腋内动脉	中府
手少阴	锐骨之端	神门	背腧	心俞
手厥阴	掌后两筋之间2寸	内关	腋下3寸	天池

2. 根结

"根结"指经气的所起与所归。"根"指根本、开始，即四肢末端的井穴；"结"指结聚、归结，即头、胸、腹部。四肢末端和头、胸、腹又称为"四根三结"。根结的分布见下表。

十二经根结表

经脉	根（井穴）	结	
太阳	至阴	命门（目）	
阳明	厉兑	颡大（钳耳）	头
少阳	窍阴	窗笼（耳）	
太阴	隐白	太仓（胃）	
少阴	涌泉	廉泉	腹
厥阴	大敦	玉英、膻中	胸

十二经脉的"根"与"本"，"结"与"标"位置相近或相同，意义也相似。"根"有"本"意，"结"有"标"意，"根"与"本"部位在下，皆经气始生始发之地，为经气之所出；"结"与"标"部位在上，皆为经气归结之所。但它们在具体内容上又有所区别，即"根之上有本"，"结之上有标"，说明"标本"的范围较"根结"为广。"标本"理论强调经脉分布上下部位的相应关系，即经气的集中和扩散，而"根结"理论强调经气两极间的联系。

标本根结的理论补充说明了经气的流注运行情况，即经气循行的多样性和弥散作用，强调了人体头身与四肢的密切联系，为针灸临床中四肢肘膝以下的特定穴治疗远离腧穴部位的脏腑疾病、头面五官疾病，以及"上病下取""下病上取"等提供了理论依据。例如：《针灸聚英·肘后歌》中的"头面之疾寻至阴"的方法，就是上病（结部）取下（根部）之法；睛明配光明治目疾，是足太阳和足少阳标本互配之法。

3. 气街

经络理论指出，气街是经气汇集、纵横通行的共同道路。《灵枢·卫气》说："胸气有街，腹气有街，头气有街，胫气有街。"《灵枢·动输》说:"四街者,气之径路也。"这说明,人体的胸、腹、头、胫部是经脉之气聚集循行的部位。

由于十二经脉的气血都是"上于面而走空窍",所以《灵枢·卫气》说"气在头者,止之于脑",即脑为头气之街。十二经脉脏腑之气均集聚于胸腹和背脊等部,故说"气在胸者,止之于膺与背腧,气在腹者,止之于背腧,与冲脉于脐左右之动脉者",即胸气之街是在膺与背腧(心腧、肺腧等),腹之气街是在冲脉和背腧(肝、脾、肾)。下肢经脉的经气多汇集在少腹气街(气冲)部位,故说"气在胫者,止之于气街",即气冲、承山、踝上以下为胫气之街。

气街部位多为"结"与"标"的部位。基于这一理论,针灸临床中可取头身腧穴治疗局部和内脏疾患,还可取头身的部分腧穴治疗四肢病症。例如,风池、风府均为头部穴,可主治头面五官疾病,下腹部的气冲穴主治奔豚、腹痛、阴痿及胎产诸疾。

4. 四海

海是百川归聚之所,凡庞大的汇合现象均可以"海"喻之,经络学说认为十二经脉像大地上的水流一样,故称为"十二经水",十二经内流行的气血像百川归海一样汇集到一定的部位,由此形成了"海"的概念。《灵枢·海论》指出:"人亦有四海……胃者水谷之海,其输上在气街,下至三里;冲脉者为十二经之海,其输上在大杼,下出于巨虚之上下廉;膻中者为气之海,其输上在于柱骨之上下,前在于人迎;脑为髓之海,其输上在于盖,下在风府。"所以,可据此并结合中医有关论述归纳"四海"部位及其功能意义如下。

脑为髓海,在头部,为神气的本源,是脏腑、经络活动的主宰。

膻中为气海,在胸部,为宗气所聚之处,推动肺的呼吸和心血的运行。

胃为水谷之海,在上腹部,是营气、卫气生化之源,即气血化生之处。

冲脉为血海,又称十二经之海。冲脉总领十二经气血之要冲,故冲脉为血海。又因冲脉起于胞中,伴足少阴经上行至"脐下,肾间动气者",为十二经之根本,是原气生发的本源,而原气通过三焦分布全身，是人体生命活动的原动力，故冲脉又为十二经之海。

《灵枢·海论》指出，当四海有余或不足时，就会出现相应的病候，如"气海有余者，气满胸中，悗息面赤；气海不足，则少气不足以言。血海有余，则常想其身大，怫然不知其所病；血海不足，亦常想其身小，狭然不知其所病。水谷之海有余，则腹满；水谷之海不足，则饥不受谷食。髓海有余，则轻劲多力，自过其度；髓海不足，则脑转耳鸣，胫酸眩冒，目无所见，懈怠安卧"等。这时就要取四海中相应的腧穴，调其虚实而治疗，对针灸临床有一定的指导意义。

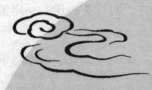

第二篇
人体特效穴位养生

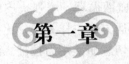

第一章

健康的头部最重要

百会穴：养胃降压找百会

中医认为：头为精明之府、百脉之宗，人体的十二经脉都汇聚在此，是全身的主宰。百会穴位于头顶部正中央，有"三阳五会"之称（即足三阳与督脉、足厥阴肝经的交会穴），是人体众多经脉会聚的地方，是头部保健的重要大穴，它能够通达全身的阴阳脉络，连贯所有的大小经穴，是人体阳气汇聚的地方，有开窍醒脑、固阳固脱、升阳举陷的功效。

可以说，百会穴既是长寿穴，又是保健穴。此穴经过锻炼，可开发人体潜能，增加体内的真气，调节心脑血管系统功能，益智开慧，澄心明性，轻身延年，现代临床上常用于治疗休克、遗尿、神经衰弱、抑郁症、竞技综合征、眼睑下垂、舞蹈病、精神分裂症、鼻炎、鼻窦炎、脚气等。

百会穴有一个很特别的作用就是可以治疗胃下垂，每天用手指在百会穴上旋转按摩 30 ~ 50 下，就可以很好地提升胃气，防止胃下垂。在按摩的时候可以微微闭上眼睛，慢慢感觉，随着按摩的时间加长，会感到头顶处微微发胀。按摩结束之后，睁开眼睛，会感到眼睛很明亮舒适。

百会穴还有一些妙用，首先是降血压。手掌紧贴百会穴呈顺时针旋转，每次做 36

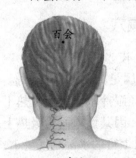

百会穴

圈，可以宁神清脑，降低血压。其次为美发，用食指或中指按压百会穴，逐渐用力深压捻动，然后用空拳轻轻叩击百会穴，每次进行3分钟。这样可以促进血液循环，增强头皮的抵抗力，从而减少脱发断发。它和正确的疏通方式一样关键，比如梳头时应顺着毛囊和毛发的自然生长方向，切忌胡乱用力拉扯。因为头部有督脉、膀胱经、胆经等多条经脉循行，所以最好顺着经络的循行梳头，这样就能轻而易举调理多条经脉了。

在日常生活中，百会穴的保健方法主要有以下四种：

（1）按摩法：睡前端坐，用掌指来回摩擦百会至发热为度，每次108下。

（2）叩击法：用右空心掌轻轻叩击百会穴，每次108下。

（3）意守法：两眼微闭，全身放松，心意注于百会穴并守住，意守时以此穴出现跳动和温热感为有效，时间约10分钟。

（4）采气法：站坐均可，全身放松，意想自己的百会穴打开，宇宙中的真气能量和阳光清气源源不断地通过百会进入体内，时间约10分钟。

【教你快速找穴位】

百会穴很容易就能找到，将双耳向前对折，取两个耳朵最高点连线的中点，即前后正中线的交点就是。或者将大拇指插进耳洞中，两手的中指朝头顶伸直，然后就是环抱头顶似的，两手指按住头部。此时两手中指尖相触之处，就是百会穴。用指施压，会感到轻微的疼痛。

攒竹穴：随身携带止嗝穴

攒竹穴，别名眉本、眉头、员在、始光、夜光、明光、光明穴、员柱、矢光、眉柱、始元、小竹、眉中，隶属足太阳膀胱经。攒，聚集也。竹，山林之竹也。该穴名意指膀胱经湿冷水汽由此吸热上行。本穴物质为睛明穴上传而来的水湿之气，因其性寒而为吸热上行，与睛明穴内提供的水湿之气相比，由本穴上行的水湿之气量小，如同捆扎聚集的竹竿小头一般（小头为上部、为去部，大头为下部、为来部），故名攒竹。

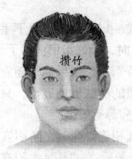

攒竹穴

攒竹位于面部，当眉头陷中，眶上切迹处。其气血循膀胱经上行，其气血温度比睛明穴要高，但比头面其他经脉穴位中的气血温度要低，主治头痛、口眼歪斜、目视不明、流泪、目赤肿痛、眼睑眴动、眉棱骨痛、眼睑下垂、迎风流泪、眼睛充血、眼睛疲劳、眼部常见疾病、假性近视等。在学生的眼保健操中，其中有一节就是指压按摩此穴，可见其保健效果非同一般。

其实，攒竹穴还有一个非常重要的作用，那就是止嗝。打嗝的时候，用双手大拇指直接按压双侧的眉头，使劲一点，按压下去几秒钟，再松开。然后再按压，再松开。这样反复几次，打嗝就可以停止了，比起喝凉水等办法来说，更加健康，也更加方便。

【教你快速找穴位】

攒竹穴在面部，当眉头陷中，眶上切迹处。正坐仰靠或仰卧位，在眉毛内侧端，眶上切迹处取穴。

睛明穴：防治眼病第一穴

睛明穴，别名目内眦、泪孔穴、泪空穴、泪腔穴、目眦外，隶属足太阳膀胱经，为手足太阳、足阳明、阳跷、阴跷五脉之会穴。睛，指穴所在部位及穴内气血的主要作用对象为眼睛也。明，光明穴之意。睛明名意指眼睛接受膀胱经的气血而变得光明穴。本穴为太阳穴膀胱经之第一穴，其气血来源于体内膀胱经的上行气血，乃体内膀胱经吸热上行的气态物所化之液，亦即是血。膀胱经之血由本穴提供于眼睛，眼睛受血而能视，变得明亮清澈，故名睛明。

睛明穴最早出自《针灸甲乙经》，主治：迎风流泪、胬肉攀睛、内外翳障、雀目、青盲、夜盲、色盲、近视及急、慢性结膜炎、泪囊炎、角膜炎、电光性眼炎、视神经炎等。可以说，该穴是防治眼睛疾病的第一大要穴。"睛明"二字便是指五脏六腑之精气，皆上注于目。

我们平时用眼过度，感觉到眼疲劳的时候一定要及时地停下手头的工作，好好地揉按几分钟晴明穴。按此穴时，最好指甲剪平了，先用两手大拇指指肚夹住鼻根，因为这个穴特别小，如果你很随意地去揉，很容易杵到眼睛，而且还可能把旁边的皮肤也杵破了，只有这样按起来才能安全，而且对眼睛的诸多疾病都有效果。

我们知道，晴明穴与脑、膀胱、督脉经气相连。同时，晴明穴与脑还有更直接的联系。正如《灵枢·寒热病》所言："其足太阳有通项入于脑者，正属目本，名曰眼系……乃别阴跷、阳跷，阴阳相交，阳入阴，阴出阳，交于目内眦（晴明穴）。"此眼系即睛后与脑相连的组织，而且眼系通项入于脑，所以晴明穴通过眼系通项入脑。经络所通，主治所及，所以深刺晴明穴还可治因脑神失用，膀胱失摄之尿失禁；落枕、急性腰扭伤、头痛等痛证属督脉、太阳经病变者、中风急症等。

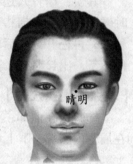

晴明

晴明穴

值得注意的是，在按摩攒竹穴时，用力不宜重，宜缓不宜急，两手用力及速度均匀对称，而且这个穴位不适宜针灸。

【教你快速找穴位】

晴明穴在面部，目内眦角稍上方凹陷处。正坐或仰卧位，在目内眦的外上方陷中取穴。

承泣穴：明眸亮眼揉承泣

承泣。承，受也。泣，泪也、水液也。承泣名意指胃经体内经脉气血物质由本穴而出。眼泪流出来的时候，受到重力因素的影响，最先流到眼眶下面承泣穴的部位，所以人们就把这个穴位叫作"承泣穴"。

承泣是胃经上比较重要的穴位。胃经多气多血，而承泣穴是胃经最靠近眼睛的穴位，中医里讲"穴位所在，主治所及"，所以经常揉一揉这个穴位，会使眼部气血旺盛，眼睛得到足够的血液滋养。

而目得血能视，它有了血才能看东西。经常揉这个穴位，可预防近视眼，缓解眼部疲劳。若能配上四白穴一起按摩，则效果更好。

在临床上，承泣穴是治疗眼病非常重要的穴位之一，具有祛风清热、明目止泪的功效。按摩承泣穴，除了可以治疗近视，缓解眼疲劳，对夜盲、眼睛疲劳、迎风流泪、老花眼、白内障、青光眼、视神经萎缩等各种眼部疾病都有疗效。

在中医理论看来，脾胃与眼睛在经络上有着或多或少的联系。目为肝之窍，肝受血而能视，而肝血禀受于脾胃。脾胃所化生的气血，散精于肝，通过经脉上荣于目，眼睛因为得到这些营养而变得明亮。由此可见，我们的眼睛之所以能看东西，除了与肝有关外，还与脾胃有关。事实上，无论是因为脾胃失调导致的，还是其他原因引起的眼病，或是日常对眼的保养，都可以通过刺激承泣穴解决。

对于女性朋友来说，眼袋可以说是头号公敌，形成后很难消除。而眼袋的形成与脾胃有着直接的关系，尤其是脾功能的好坏，直接影响到肌肉功能和体内脂肪的代谢。眼袋的出现正是因为胃燥化水功能衰退，使痰湿和水液积在下眼睑造成的。从经络图上可以看到，胃经是经过下眼睑的，眼袋的位置正好是承泣穴和四白穴的所在。因此，有眼袋的女性要经常按摩承泣穴、四白穴；同时再配合按摩足三里穴、丰隆穴，以提高脾胃功能。

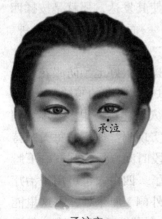

承泣

承泣穴

生活中，还有一些人的眼睛并没有什么异常现象，既不红也不肿不痒，可是外出时被风一吹，眼泪就会不自觉地流下来，眼睛模糊，视力也下降了。这种情况叫迎风流泪，一般来说夏天比冬天症状明显。对于这种情况，我们可坚持每天按压承泣穴和四白穴各50次，效果非常明显。

除此之外，一般有足底、腹部发冷现象的寒证患者，以及常有便秘、下痢等肠胃症状的人，容易出现眼皮发沉、目中无神的症状。这时，只要按摩承泣穴、下关穴、中脘穴、胃腧穴，每个穴位每天按摩 3 ~ 5 分钟，效果就非常不错。

【教你快速找穴位】

承泣穴在面部，瞳孔直下，当眼球与眶下缘之间。

四白穴：护眼美白好帮手

四白穴是人身体一个重要的穴位。四，数词，指四面八方，亦指穴所在的周围空间；白，可见的颜色、肺之色也。该穴名意指胃经经水在本穴快速气化成为天部之气。本穴物质为承泣穴传来的地部经水，其性温热，由地部流至四白时，因吸收脾土之热而在本穴快速气化，气化之气形成白雾之状充斥四周，且清晰可见，故名。

四白穴有一个重要的作用，就是缓解眼疲劳。随着电脑、网络等办公自动化系统的普及，工作的紧张、休息不足，容易导致眼部疲劳。在感觉疲劳的时候，除了给予适当的休息外，按摩四白穴进行刺激，也是舒缓疲劳的好方法。使用双手的食指，略微用力进行按压；时间与次数：每次持续按压 3 秒，10 次为 1 组，早、中、晚各一组。

四白穴还能治疗色盲症。色盲症是眼底网膜的视觉细胞异常，无法区分色彩。但是如果将这种情形视为并非视觉细胞异常而只是发育迟缓。这种状况只能刺激视觉细胞，使其发达，那就是按揉四白穴。用中指指腹按压四白穴，一面吐气，一面用食指强压 6 秒钟。指压时睁眼和闭眼都可以。

因为四白穴在眼的周围，坚持每天点揉能很好地预防眼花、眼睛发酸发胀、青光眼、近视等眼病，还可以祛除眼部的皱纹。

除此之外，四白穴有"美白穴""养颜穴"之称，很多人不太相信，养颜美白靠这么一个小小的穴位就能实现吗？你不妨每天坚持用手指按压它，然后轻揉 3 分钟左右，一段时间以后，观察一下脸上的皮肤是不是变得细腻，而且比以前白了。四白穴也可用来治疗色斑，如果再加上指压人迎穴（位于前喉外侧 3 厘米处，在这里能摸到动脉的搏动），一面吐气，一面指压 6 秒钟，重复 30 次。每天

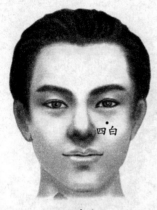

四白穴

坚持，一段时间后，脸部的小皱纹就会消失，皮肤会变得更有光泽，这就是经络通畅的神力。

按摩四白穴时，为增强效果，首先要将双手搓热，然后一边吐气一边用搓热的手掌在眼皮上轻抚，上、下、左、右各6次，再将眼球向左右各转6次。此外，还可以通过全脸按摩祛除眼角皱纹，四白穴和睛明穴、丝竹空穴、鱼腰穴这些穴一起按摩，效果会更好。

【教你快速找穴位】

四白穴在眼眶下面的凹陷处。当你向前平视的时候，沿着瞳孔所在直线向下找，在眼眶下缘稍下方能感觉到一个凹陷，这就是四白穴。

迎香穴：鼻炎鼻塞特效穴

迎香穴，别名冲阳穴，是大肠经的穴位，故有宣肺通窍的作用。而且，这个穴对于增强鼻子功能，强化鼻黏膜对于外界不好空气的抵抗力都有很好的作用。"不闻香臭从何治，迎香两穴可堪攻"，就是古人对迎香穴最好的治疗总结。可以说，所有跟嗅觉和鼻子有关的疾病，都可以用这个穴位调治。尤其是治疗鼻炎、鼻塞，效果极为明显。

那么，究竟迎香穴在什么位置呢？其实非常好找，准确的位置是鼻翼的两旁，如果说人的鼻子就像两个括号，那么括号的中点位置就是迎香穴。由于它就在鼻子的两旁，所以想要打通鼻窍，让呼吸通畅就没有比迎香再适合的了。

刺激迎香穴的方法也非常简单，用拇指和食指同时放在鼻翼的两侧，也就是迎香穴的位置，掐住鼻子，同时屏住呼吸，间隔5秒钟后，放松手指，进行呼吸。反复进行多次就可以达到刺激迎香穴的作用。

迎香穴可以使鼻子的功能得到强化，鼻黏膜也会增强抵抗炎症的能力，当然鼻炎也就不会再犯。但是实际上只通过刺激迎香穴的方法会让很多鼻炎严重的人感到效果不明显，这是因为这类人群已经鼻子和肺脏的功能都相应的丧失了一部分，所以在进行治疗的时候就会不敏感。那么只要能配合足部的鼻子和肺的反射区，就完全避免了这样的事情的发生。每天先在足部按摩刺激一下反射区，感到作用敏感的时候，再进行

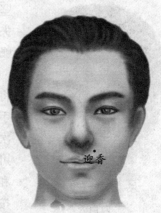

迎香穴

迎香穴的治疗，这样一个立体的综合治疗就建立起来了，鼻子和肺脏逐渐增加敏感性，功能也会慢慢地恢复。

所以想要鼻炎永远不存在，那么就记住迎香穴，辅助足部的反射区按摩，只要坚持一段时间，就能发现一窍不通已经变得窍窍通畅，呼吸也变得畅通无阻，嗅觉也越来越敏锐。

此外，患者平时应加强锻炼，适当进行户外活动，增强抵抗力。要注意营养，多吃维生素丰富的食物，保持大便通畅。患者用拇指、食指在鼻梁两边按摩，每天数次，每次几分钟，令鼻部有热感，具有保健预防的作用。

【教你快速找穴位】

迎香穴位于人体的面部，在鼻翼旁约 1 厘米皱纹中。取穴时一般采用正坐或仰卧姿势，眼睛正视，在鼻孔两旁五分的笑纹（微笑时鼻旁八字形的纹线）中取穴。用食指的指腹垂直按压穴位，有酸麻感。

人中穴：醒神开窍急救穴

人中，又名水沟，位于鼻柱下，属于督脉，同时又是任督二脉的交会处，在人中沟的上 1/3 与下 2/3 的交点处，具有醒神开窍、调和阴阳、镇静安神、解痉通脉等功用。在古代，这个穴位也叫"寿

宫"，就是说长寿与否看人中；还叫"子停"，就是将来后代的发育的情况如何也要看人中，因为人中是阴经和阳经的沟渠，从它可以看出阴阳的交合能力如何。

在古代的相面学中，人中是一个重要的观察点，讲究人中要长、宽、深。如果人中平、短、浅，好好地休息几天就可以改善，人中的沟渠会慢慢变深。人中的深浅可以修，但是长短不能改变。古代相面时认为，人中特长的人会做官，而且长寿，后代的发育也会比较好，因为这样的人阴阳交合的能力比较强，后代比较强壮，他的精力也比较旺盛，能操心很多事。如果人中是歪的，说明阴阳交合出了问题，会出现腿痛或者脊背痛的问题。

人中在我们身体上就类似于"120"的作用，是个重要的急救穴，手指掐或用针刺该穴位就是简单有效的急救方法，可以用于治疗中暑、头晕、昏迷、晕厥、低血压、休克等。但是按压人中进行急救，时间、力度和按压手法都有讲究。如果是轻度的头昏或中暑，可以用指肚按揉人中穴，每次持续数秒，按揉 2 ~ 3 分钟一般即可缓解症状。如果病人已经晕厥、昏迷，则应该用指甲掐或针刺人中穴，适当的节律性刺激最为合适：每分钟掐压或捻针 20 ~ 40 次，每次持续 0.5 ~ 1 秒，持续 1 ~ 2 分钟即可。指掐人中穴是在模拟针刺效果，力度不要过大，以稍用力为宜。

需要注意的是，掐或针刺人中只是一种简便的应急措施，病人家属还应及时与医院联系，进一步抢救，以免延误病情。

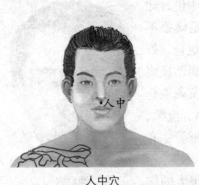

人中穴

为什么刺激人中就能让晕倒的人醒过来呢？在中医看来，人突然晕倒的原因可能就是阴阳失和，掐人中就是在刺激任督二脉，这是人体最重要的阴阳二脉，从而达到阴阳交合，人自然也就醒过来了。

在西医看来，刺激人中，一是具有升高血压的作用，血压是主要生命指征之一，任何原因造成的血压过低都会危及生命。在危急情况下，升高血压可以保证各脏器的血液供应，维持生命活动。二是刺激人中对另一主要生命指征——呼吸活动也有影响，适当的节律性刺激有利于节律性呼吸活动的进行。不管怎样，人中的重要性毋庸置疑，在遇到突发情况时使用，可能会挽救我们的生命。

【教你快速找穴位】

人中穴位于人体鼻唇沟偏上的位置，将鼻唇沟的长度分成三等份，从上往下的 1/3 就是人中穴所在的位置。

地仓穴：不让孩子流口水

地仓穴，跷脉手足阳明之会。地，脾胃之土也。仓，五谷存储聚散之所也。该穴名意指胃经地部的经水在此聚散。本穴物质为胃经上部诸穴的地部经水汇聚而成，经水汇聚本穴后再由本穴分流输配，有仓储的聚散作用，故名。

地仓又名会维、胃维。会，相会也。胃，胃经气血也。维，维持、维系也。会维、胃维名意指穴内的气血物质对人体的正常运行有维系的作用。胃为人的后天之本，人的头部及身体中下部的气血要靠本穴输配，本穴气血的输配正常与否直接维系着人体的各种生理功能是否正常，故而名为会维、胃维。

中医认为，艾灸地仓穴具有疏风行气、通经活络、利口颊之功效。《明堂》中说，此穴能治"口缓不收，不能言语，手足痿躄不能行"。《金鉴》中说："口眼歪斜灸地仓，颊肿唇弛牙噤强，失音不语目不闭，瞤动视物目眈眈。"现代中医学界普遍认为，艾灸地仓穴对于面瘫、面肌痉挛、三叉神经痛、流涎、鹅口疮、面痒、口唇皲裂、面颊疔疮等症有疗效。

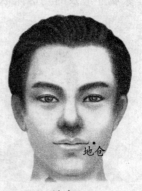

地仓穴

在日常生活中，地仓穴有一个很大的作

用，尤其是对于小孩子来说，更是值得引起注意的一个穴位。因为，本穴是治疗口角流水、口角炎、面瘫最好的穴位。小孩子容易流口水的话，做妈妈的不妨在孩子睡觉之前，以一种亲子游戏的方式来帮助孩子刺激地仓穴，只要用艾条灸3～5分钟即可，既不让孩子受吃药打针的皮肉之苦，还能增进与孩子之间的感情。当然，如果孩子对艾灸不配合，按摩也可以，但值得注意的是，按摩本穴力度适中为好，给孩子按摩的时候要注意力度，不可太用力。每次施治时间为3～5分钟，一天3次左右。

【教你快速找穴位】

地仓穴位于人体的面部，口角外侧，上直对瞳孔。

颊车穴：上牙齿痛找颊车

颊车穴。颊，指穴所在的部位为面颊。车，运载工具也。颊车名意指本穴的功用是运送胃经的五谷精微气血循经上头。本穴物质为大迎穴传来的五谷精微气血，至本穴后由于受内部心火的外散之热，气血物质循胃经输送于头，若有车载一般，故名颊车。

颊车还有许多别名，如曲牙、鬼床、机关、牙车等，每一个别名都是有原因的，显示了这个穴位对人体的作用。如曲牙：曲，隐秘之意。牙，肾所主之骨也，指穴内物质为水。曲牙名意指本穴上传头部的气态物中富含水湿。本穴物质为大迎穴传来的水湿气态物，水湿浓度较大，如隐秘之水一般，故名曲牙。如鬼床：鬼，与神相对，指穴内物质为地部经水。床，承物之器也。鬼床名意指穴内经水被它物承托而行。本穴物质为大迎穴传来的水湿气态物，其运行是循胃经上行下关穴，气态物中水湿浓度较大，如同载水上行一般，故名鬼床。又如：机关。机，巧也。关，关卡也。机关名意指本穴有关卡大迎穴传来的地部经水的作用。本穴因位处上部，大迎穴外传的地部经水部分因地球重力场的原因自然被关卡在本穴之外，关卡的方式十分巧妙，故名机关。再如牙车：牙，肾所主之骨也，指穴内物质为水。车，运载工具也。牙车名意指本穴有运送胃经经水上头的功能。理同曲牙之解。

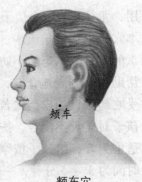

颊车穴

我们知道，人体的骨头都是很坚硬、固定的，只有下颌骨能够活动、像车子一样。同时，下颌骨还有一个重要的特点，它是牙槽生根的地方，即我们的牙齿都依附在下颌骨上，如果下颌骨出了问题，牙齿也会松动，甚至脱落。这就好比车子一样，我们在用车子运货的过程中，如果车子倒了，这些东西就不可能完好无损了。因此，这是一个相互依存的关系。在古代的车上，颊和"辅"是共同起作用的，颊车是下颌骨，辅车就相当于上颌骨，颊辅代表的就是牙床，也就是牙齿寄生的地方。

颊车穴有个很大的作用，就是可以治疗牙痛。在日常生活中，我们经常会因为一些外在因素，例如咬核桃、啤酒瓶盖之类的硬物，牙齿经常用力，时间久了，腮帮子会酸痛。尤其是再次张口，或者大笑的时候，两耳前会疼痛得厉害。这时候，按摩颊车穴效果非常好。

我们知道，合谷穴也可以治疗牙痛，它们是有分工的。颊车治疗上牙齿痛，而合谷穴则是治疗下牙疼痛的好手。当感觉上牙齿痛的时候，鼓起腮帮子，找到颊车，轻轻地按摩 3 ~ 5 分钟。另外，颊车穴还可以缓解牙齿因为咬硬物造成的腮痛。这个时候，人们往往认为是牙齿出现了问题，会看牙医，其实我们自己就可以按摩颊车穴，效果也会不错。

值得注意的是，点、按颊车穴时力度稍大，使之有酸胀之感即可。对本穴的施治时间一般为 2 ~ 3 分钟即可，每天 2 ~ 3 次。

【教你快速找穴位】

颊车穴位于人体面颊部，下颌角前上方约 1 横指（中指），当咀嚼时咬肌隆起，按之凹陷处。

瞳子髎穴：除鱼尾纹有奇功

瞳子髎穴，别名前关穴、后曲穴。瞳子，指眼珠中的黑色部分，为肾水所主之处，此指穴内物质为肾水特征的寒湿水汽。髎，孔隙也。该穴名意指穴外天部的寒湿水汽在此汇集后冷降归地。本穴为胆经头面部的第一穴，胆及其所属经脉主半表半里，在上焦主降，在下焦主升，本穴的气血物质即是汇集头面部的寒湿水汽后从天部冷降至地部，冷降的水滴细小如从孔隙中散落一般，故名。

瞳子髎位于眼睛外侧1厘米处，不仅是足少阳胆经上的穴位，而且还是手太阳、手足少阳的交会穴，具有平肝熄风、明目退翳的功用。经常指压此穴，可以促进眼部血液循环，治疗常见的眼部疾病。除此之外，瞳子髎还有一个非常重要的美容作用，就是祛除鱼尾纹。

鱼尾纹是人体衰老的表现之一，出现在人的眼角和鬓角之间出现的皱纹，其纹路与鱼儿尾巴上的纹路很相似，故被形象地称为鱼尾纹。鱼尾纹的形成，是由于神经内分泌功能减退，蛋白质合成率下降，真皮层的纤维细胞活性减退或丧失，胶原纤维减少、断裂，导致皮肤弹性减退，眼角皱纹增多，以及日晒、干燥、寒冷、洗脸水温过高、表情丰富、吸烟等导致纤维组织弹性减退。

随着年龄的增长，眼角便容易出现一些细小的鱼尾纹，这是因为眼角周围的皮肤细腻娇嫩，皮下脂肪较薄，弹性较差。再加上眼睛是表情器官，睁眼、闭眼、哭、笑时眼角都要活动，故容易出现皱纹，而且一旦出现则较难消除。面对眼角出现的皱纹，很少有女人不心急的，名贵的化妆品买了不少，可就是难以消灭它们。其实，只要每天轻柔地按摩瞳子髎穴就能把皱纹赶跑，具体操作方法如下。

首先，将双手搓热，然后用搓热的手掌在眼皮上轻抚，一边吐气一边轻抚，上

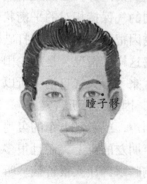

瞳子髎

瞳子髎穴

下左右各 6 次；其次，再以同样要领将眼球向左右各转 6 次，再用手指按压瞳子髎穴，一面吐气一面按压 6 秒钟，如此重复 6 次。

此外，还可使用指压手法来去除鱼尾纹。具体方法为：用双手的 3 个长指先压眼眉下方 3 次，再压眼眶下方 3 次。3 ~ 5 分钟后可使眼睛格外明亮，每日可做数次。也可做眼体运动法，即眼球连续做上下左右转动，或连续做波浪状运动。

【教你快速找穴位】

瞳子髎位于面部，目外眦旁，当眶外侧缘处。取穴时可正坐仰靠，闭目，在目外眦外侧，眶骨外侧缘凹陷中即是。

听宫穴：耳朵聪灵听力佳

听宫穴，别名多所闻穴、多闻穴，为手太阳小肠经穴。听，闻声也。宫，宫殿也。该穴名意指小肠经体表经脉的气血由本穴内走体内经脉。本穴物质为颧髎穴传来的冷降水湿云气，至本穴后，水湿云气化雨降地，雨降强度比颧髎穴大，如可闻声，而注入地之地部经水又如流入水液所处的地部宫殿，故名。

在临床上，听宫穴主治耳聋、耳鸣、三叉神经痛、头痛、目眩头昏、聤耳、牙痛、癫狂痫。尤其是对于耳鸣，效果非常显著。

心开窍于耳，肾开窍于耳，足少阳胆经入耳，手太阳小肠经路过耳——耳朵这个部位可以说相当于四省通衢的地方，多条经络及脏腑之气在这里交会，通常情况下这些不同的气保持相对的平衡状态，这样耳朵才正常工作。如果某日某种诱因把这个平衡状态打破了，那么耳朵的疾病也就来了。像耳中轰鸣这样的情况，是足少阳胆经中进入耳朵里的离火之气太多了，寒气来了，火气自消，所以治疗得打运行太阳寒水之气的小肠经的主意，因此选择听宫穴。

有些人会觉得耳朵边上总有知了的鸣叫声，或者是火车的轰鸣声，这就是耳鸣。这种情况多出现在中老年朋友的身上，而且很多情况下这种声音持续不断，影响听力，影响睡眠，让人很苦恼。听宫主要用来治疗耳部的各种疾患，尤其是治疗因为火旺导致的耳中轰鸣的效果很好。如果你身边的朋友正为此苦恼，你可以告诉他坚持按摩听宫穴，每天按摩，按摩的时间和力度以自己能够承受为度，多多益善，慢慢地就会发现这个问题消失了。

【教你快速找穴位】

听宫穴位于头部侧面耳屏前部，耳珠平行缺口凹陷中，耳门穴的稍下方即是。或者下颌骨髁状突的后方，张口时呈凹陷处。

翳风穴：一切风疾通治穴

翳风隶属手少阳三焦经。翳，用羽毛做的华盖穴也，为遮蔽之物，此指穴内物质为天部的卫外阳气。风，穴内之气为风行之状也。该穴名意指三焦经经气在此化为天部的阳气。本穴物质为天牖穴传来的热胀风气，至本穴后，热胀风气势弱缓行而化为天部的卫外阳气，卫外阳气由本穴以风气的形式输向头之各部，以此得名。

翳风能够对一切"邪风"导致的疾病有效，即"善治一切风疾"。风可分为内风及外风，内风常导致中风、偏瘫等疾病，外风则易导致伤风感冒。内风多是由于人体阴阳不协调、阳气不能内敛而生，比如肝阳上亢，动则生风，导致"肝风内动"而发生突然昏倒，相当于西医中的突发脑血管病。而外风是由于外界即自然界的不合乎正常时节的风，或者是正常的风但由于人的体质弱、免疫力下降致病。内风和外风可以相互转化。

大家能经常见到这种情况，有人睡了一觉后，嘴巴歪了，这就是面瘫。面瘫的主要诱因是受风。夏天贪凉，对着风扇或空调吹；开车时把窗户打开，任风吹；睡觉时不关窗，夜里着了风等等，这些都会引发面瘫。而按揉翳风穴能预防和治疗面瘫。

坚持按揉翳风穴可以增加身体对外感风寒的抵抗力，能减少伤风感冒的概率，

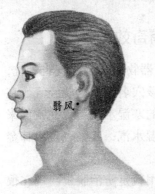

翳风

翳风穴

也能减少面瘫的概率。受了风寒感冒后我们如果按揉翳风，头痛、头昏、鼻塞等症状一会儿就没了；发现面瘫后，按揉或针刺翳风穴，不管是中枢性面瘫还是周围性面瘫，都有很好的治疗作用。

有人研究过，周围性面瘫发作前在翳风穴上有压痛，好多人一觉醒来之后发现嘴歪了，或者是前一天晚上睡觉时一直吹风扇，第二天早上刷牙时发现嘴角漏水，照镜一看，嘴歪眼斜，这时你会发现在翳风穴确实存在压痛。而且在治疗几天后，用同样的力量来按压穴位，如果感觉疼痛减轻，病情一般较轻，反之，则病情较重。

作为日常的保健常识，当我们从外面的风天雪地里回到屋子里面后，一定要先按揉翳风3分钟。另外，天热时一定不要让后脑勺一直对着空调或电风扇吹，因为这样后患无穷。

另外，翳风穴可有效提神醒脑，放松精神。"春眠不觉晓"，尤其在春天，不少人都会觉得昏昏欲睡，这时就可以适当按摩一下翳风穴，来提提精神。按摩要领如下：

用双手拇指或食指缓缓用力按压穴位，缓缓吐气；持续数秒，再慢慢放手，如此反复操作，或者手指着力于穴位上，做轻柔缓和的环旋转动。每次按摩10～15分钟为宜。此法适用于各种人群，且操作不拘于时，一天之中选择方便的时候做1～2次即可。

【教你快速找穴位】

翳风穴在耳垂后，当乳突与下颌骨之间凹陷处。

玉枕穴：生发固发有奇效

玉枕穴为足太阳膀胱经穴。玉，金性器物，肺金之气也。枕，头与枕接触之部位，言穴所在的位置也。该穴名意指膀胱经气血在此化为凉湿水汽。本穴物质为络却穴传来的寒湿水汽与天柱穴传来的强劲风气，至本穴后汇合而成天部的凉湿水汽，其性表现出肺金的秋凉特征，故名玉枕。

玉枕穴在后脑勺，有一个非常好的作用就是防治脱发。现在很多人，精神时刻处于一种紧张状态，思虑过度，导致头发的毛细血

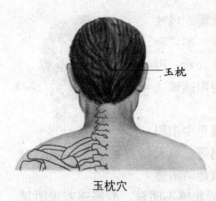

玉枕

玉枕穴

管也经常处于收缩状态，供血不好，所以很容易掉头发。《黄帝内经》讲"头为诸阳之汇，四肢为诸阳之末""阳气者若天与日"，阳气就得动，不动就会老化。因而，按摩玉枕穴能够改善毛发的气血运行情况。用两手指腹对着两侧玉枕穴轻轻按摩，并且配合"手梳头"，即用五指自然地梳头，从前额梳到后脑勺，用指腹的位置，这样不容易伤到头皮，要稍微用劲一点，这样头皮才能受到刺激，梳50次左右，一直到头皮有酸胀的感觉为止。这样能够很有效防止脱发，也有利于新发的再生。

另外，在中医的养生保健方法中有一个著名的"掩耳弹脑"，"弹脑"常用的就是玉枕穴，此方法有调补肾元、强本固肾的作用，《黄帝内经》认为，肾开窍于耳，耳通于脑，脑为髓之海，肾虚则髓海不足，易致头晕、耳鸣。弹脑时掩耳和叩击的动作可对耳产生刺激，因此可起到对头晕、健忘、耳鸣等肾虚证有预防和康复的作用。弹脑的具体操作方法是：两手掩耳，掌心捂住两耳孔，两手五指对称横按在两侧后枕部，两食指压中指，然后食指迅速滑下，叩击枕骨。双耳可闻及若击鼓声，可以击24下或36下。每天练习，长期坚持，会收到意想不到的效果。

【教你快速找穴位】

玉枕穴位于人体的后头部，当后发际正中直上2.5寸，旁开1.3寸平枕外隆凸上缘的凹陷处。从后发际，头发的起始处向上推，会摸到一个突起的骨头，在这个骨头的下面有一个凹陷的地方，这里就是玉枕。

风池穴：感冒头痛缓解穴

风池穴，别名热府穴。风，指穴内物质为天部的风气。池，囤

居水液之器也，指穴内物质富含水湿。风池
名意指有经气血在此化为阳热风气。本穴物
质为脑空穴传来的水湿之气，至本穴后，因
受外部之热，水湿之气胀散并化为阳热风气
输散于头颈各部，故名风池。

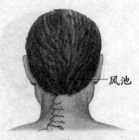

风池穴

　　根据中医经络学说，风池穴属足少阳胆
经，主治感冒、头痛、头晕、耳鸣等。每天
坚持按摩双侧风池穴，能十分有效地防治感
冒。无感冒先兆时，按压风池穴酸胀感不明显。酸胀感若很明显，
说明极易感冒，此时就要勤于按摩，且加大按摩力度。当出现感冒
症状，如打喷嚏、流鼻涕时，按摩也有减缓病情的作用。这个防感
冒良方效果明显，不妨一试。除此之外，风池穴还有以下两大功效：

1. 常按风池缓头痛

　　头痛是由多种因素引起的，临床上颇为常见。头为诸阳之会，
又为髓海之所在，其正常的生理活动要求是经络通畅、气血供应正
常，使髓海得以充养。对于紧张性头痛、血管神经性偏头痛、青少
年性头痛及功能性头痛，《黄帝内经》认为是经脉瘀滞，气血运行不
畅，不通则痛所致。

　　如果家里正在读书的孩子经常头疼，父母可以在孩子读书读累
时，让孩子休息一会儿，在休息的过程中，一边跟孩子聊聊天，一
边伸出双手，十指自然张开，紧贴后枕部，以两手大拇指的指腹按
压在双侧风池穴上，适当用力地上下推压，以孩子能够稍微感觉酸
胀为度，连续按摩15分钟左右。这样一方面可以加深亲子感情，使
孩子精神放松，另一方面可以刺激颈后血液供应，使大脑的供血供
氧充足，大脑的功能得到良好的发挥。

2. 常按风池助降压

　　风池穴具有清热降火、通畅气血、疏通经络的功能，有止痛作
用迅速、效果良好的特点。不少高血压患者差不多都有这样经验，

只要头颈后面"板牢了",往往一量血压,就比较高了。现代针灸研究发现,针刺风池具有扩张椎基底动脉的作用,能增加脑血流量,改善病损脑组织的血氧供应,使血管弹性增强,血液阻力减少。因此,经常按风池穴可以预防高血压。血压已经高了怎么办?再配合刮刮人迎穴,血压会降下来一些。

【教你快速找穴位】

风池穴位置在后脑勺下方颈窝的两侧,由颈窝往外约两个拇指的位置即是。

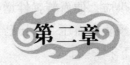

第二章

胸腹疾病的黄金穴位

俞府穴：调动肾经通气血

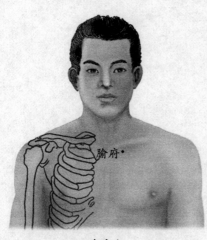

腧府·

俞府穴

俞府穴，别名腧中穴。腧，转输；府，会聚。俞府，俞，输也；府，体内脏腑也。该穴名意指肾经气血由此回归体内。本穴是肾经体内经脉与体表经脉在人体上部的交会点，或中穴传来的湿热水汽在本穴散热冷凝归降地部后由本穴的地部孔隙注入肾经的体内经脉，气血的流注方向是体内脏腑，故名俞府穴。

俞中者，其意与俞府同，中指内部。肾经的气血物质运行变化是体内气血由涌泉穴外出体表，自涌泉穴外出体表后是经水汽化而上行，自大钟穴之后则是寒湿水汽吸热上行，自大赫穴始则是受冲脉外传之热而水湿之气散热上行，自幽门穴始是受胸部外传之热而上行，在灵虚穴肾经气血达到了温度的最高点，自灵虚至腧府的经脉气血是降温吸湿而下行。

生活中，有些人总是饿了也不想吃饭，或是总感觉倒不上来气，觉得老打嗝儿，就是老有逆气上来。这些都是肾不纳气造成的，需要及时把气血调上来。经常按揉此穴，就可以调动肾经的气血到上边来。

一些中年女性还常有这样的症状：就是嗓子里像有一个东西，像有痰，但吐又吐不出来，咽又咽不下去，照X片又什么都没有，就是感觉有个梅子的核卡在嗓子里，就是梅核气。通过按俞府穴可以得到缓解，同时按摩太溪、复溜穴把整个气血都运转起来，效果更明显。

还有一些女性朋友常会感觉脚心发凉，中医认为，脚心发凉必是气血循环不畅造成的，用力点按俞府穴，几分钟过后就会觉得脚心发热，不凉了。这样坚持一段时间可以达到痊愈效果。

此外，如果我们碰到有人气喘突然发作的时候，也可以指压胸骨旁的俞府及膻中，可以起到一定的治疗效果。

【教你快速找穴位】

俞府穴位于人体的上胸部，人体正面中线左右三指宽，锁骨正下方。

中府穴：益气固金治哮喘

中府穴，别名膺中外俞、膺俞、膺中俞、肺募、府中俞，是调补中气的要穴。中，中气也，天地之气，亦指中焦、胸中与中间；府，聚也。中府是指天地之气在胸中聚积之处，因此中府穴有宣肺理气、和胃利水、止咳平喘、清泻肺热、健脾补气等功效。

现在人们的生活压力较大，因此经常会出现闷闷不乐、心情烦躁等现象，也伴有胸闷、气短等症状。遇到这种情况，只要我们按压下中府穴就会好很多，《针灸大成》中的记载"治少气不得卧"最有效。从中医的病理来说，"少气"即气不足的人，"不得卧"

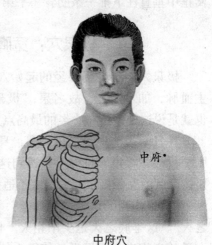

中府·

中府穴

是因为气郁积在身上半部分，所以，按摩中府穴可使体内的郁积之气疏利升降而通畅。

除此之外，中府穴又是手、足太阴之会，故又能健脾，治疗腹胀、肩背痛等病。在日常保健中，灸中府对小儿哮喘有显著疗效，其法如下：

通常中府穴要与膻中、定喘二穴配合治疗，其顺序为定喘、中府、膻中，艾条悬灸，以温和为度，每穴每次灸 10 ~ 15 分钟，每日 1 次，5 ~ 7 天为一个疗程，疗程期间需间隔两天。初期可集中治疗 2 ~ 3 个疗程，如效果明显，再进行两个疗程巩固一下；如效果不明显，须在集中治疗之后，每个月进行一个疗程，持续 5 ~ 6 个月方可见效。在具体治疗中，中府穴左右两侧可互换，这个疗程用左边，下个疗程用右边。

刺激中府穴，也可用按摩方法，但由于中府穴下方肌肉偏薄，日常保健建议不要使劲，稍稍施力按揉 1 ~ 2 分钟即可。所以日常保健与治疗疼痛不适时力度一定要区分好。

【教你快速找穴位】

中府穴位于胸前壁外上方，距前正中线任脉华盖穴 6 寸，平第一肋间隙处。两手叉腰立正，锁骨外端下缘的三角窝处为云门，此窝正中垂直往下推一条肋骨（平第一肋间隙）即本穴。

极泉穴：宽胸养胃理气穴

极泉穴，手少阴心经的起始穴。极，高、极致的意思；泉，心主血脉，如水流之，故名泉；"极泉"的意思就是指最高处的水源，也就是说这处穴位在心经的最高点上，所以名叫"极泉穴"。

在日常生活中，吃得太多，身体会有很多不舒服的症状，如胃胀、胃酸、胃疼、打嗝等，遇到这些情况，该如何处理呢？我们只要按摩刺激左侧极泉穴，这些不适症状就可以很快缓解并消失。

《黄帝内经》认为"胃如釜"，胃能消化食物，是因为有"釜底之火"。这釜底之火是少阳相火。显然人体的少阳相火不是无穷的，大量的食物进入胃里后，使得人体用于消化的少阳相火不够，于是人体便调动少阴君火来凑数，即"相火不够，君火来凑"。可惜，少阴君火并不能用于消化，其蓄积于胃首先是导致胃胀难受。所以，要想消除胃胀，就得让少阴君火回去。左侧极泉穴属于手少阴心经上的穴位，刺激这个穴位，就可以人为造成心经干扰，手少阴心经自身受扰，就会赶紧撤回支援的少阴君火以保自身。当少阴君火撤回原位了，胃胀自然就顺利解除了。

具体操作方法（选择其中一种即可）：

（1）用右手在穴位处按压、放松，再按压、再放松，如此反复5分钟左右；

（2）用筷子的圆头在穴位处按压、放松，反复进行，至少5分钟；

（3）用小保健锤在该穴位处敲打，至少5分钟。

除此之外，极泉穴还有理气宽胸、活血止痛的作用。有的人，尤其是四五十岁的人，常会觉得自己前胸或者后背疼，但是到医院一检查发现什么问题也没有，这时极泉就可以帮你解决这个问题了。可以用手指弹拨极泉穴，可适当稍用些力，让局部有酸麻的感觉，要是觉得这种感觉顺着手臂向下传导直到手指就更好了。这个穴位还对心情郁闷的人有帮助，可以帮你赶走忧愁。

刺激极泉的方法是：施治者一手托起被治者左侧上肢，使其腋窝暴露，另一手食、中指并拢，伸入腋窝内，用力弹拨位于腋窝顶点的极泉穴，此处腋神经、腋动脉、腋静脉集合成束，弹拨时手指下会有条索感，注意弹拨时手指要用力向内勾按，弹拨的速度不要过急，被治者会有明显的酸麻感，并向肩部、上肢放散。

【教你快速找穴位】

按摩腋窝时，可明显感觉到有一条青筋，这条青筋的中间位置就是极泉穴。

膻中穴：疏通气机抗衰老

膻中穴隶属任脉，同时也是心包经的募穴，八会穴之气会。膻，指胸部；中，中央。膻中穴能为人体提供最重要的物质就是气。所

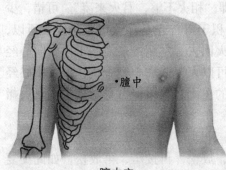

膻中穴

以，但凡与气有关的疾病，如气机郁滞、气虚等病症都可以找膻中穴来医治。

刺激膻中穴的方法有很多，其中艾灸较为常见。在临床上，灸膻中具有理气活血、宽胸利膈、宁心安神、健胸丰乳、催乳等功效。现在临床常用艾灸膻中的方法来治疗支气管炎、胸膜炎、冠心病、心绞痛、心律失常、乳腺炎、乳腺增生、食管炎、食管痉挛、梅核气、肋间神经痛、肺痨等症。一般来说，艾灸膻中如果艾炷灸的话，须灸3～5壮；如果用艾条灸，则须5～10分钟。

除了上述病症之外，艾灸膻中还具有养生保健的功效，主要体现在两个方面：调理气机，让孩子不易生病；延缓衰老，防止衰老过快，下面一一详解。

在现实生活中，你会发现有些孩子特别容易生病，对此民间称之为"体弱多病"，但实际上这些孩子往往并不算体弱，筋骨骨肉的成长都比较好，只是容易生病。这是为什么呢？事实上，这种情况大多是因为气机不利，给外邪以可乘之机，或因为气机不利而导致脏腑功能出现异常，而并非阴阳虚弱，先天不足以致元阳衰弱的情况则更加少见。因此，保健的重点在于调理气机，即在于疏通，而非补养。前面我们说过，艾灸膻中能够调理气机。方法为：悬灸，感觉以温和为度，每次5～10分钟。每日1次，5天为一个疗程，每月一个疗程，可以连续数月，也可以隔月进行。如果体质明显好转，即可停止灸疗。

接下来再说一说灸膻中延缓衰老。老年朋友经常会有这样一种现象，即感觉自己某段时间衰老得特别快，无论是体力还是精力，都比平时更迅速地流失了。但只是一个笼统的感觉，没有具体的症状，到医院检查也没什么问题。这种情况实际上并不是气血流失，而是气机失调造成的假象。人进入老年阶段后，会有一个逐渐的气血亏虚，但除非出现外伤或重大疾病，否则这是一个缓慢渐进的过程，不会出现突然间大量丢失气血的问题。如果有衰老过快的感觉，实际上是因为气血亏虚的时候容易发生气机逆乱。脉气不稳，气血营养就不能顺利到达身体各个部位，故会感到供应不足，导致短时间内体力精力感觉突然下降。这时，治疗的重点在于调理气机，而不是忙着大补气血。灸膻中就是最简便有效的方法：悬灸，每次10～20分钟，每日1次或隔日，5～7次为一个疗程。灸时以感觉温热为度，不可火力过猛。治疗时应缓慢调整呼吸，使心情平静，呼吸匀整，等症状缓解之后即可停止，不必完成整个疗程。

【教你快速找穴位】

膻中穴位于两个乳头连线的中点。

乳根穴：产后缺乳随手治

乳根穴隶属足阳明胃经。乳，穴所在部位也。根，本也。该穴名意指本穴为乳房发育充实的根本。本穴物质为胃经上部经脉气血下行而来，由于气血物质中的经水部分不断气化，加之膺窗穴外传体表的心部之火，因此，本穴中的气血物质实际上已无地部经水，而是火生之土。由于本穴中的脾土微粒干硬结实，对乳上部的肌肉物质（脾土）有承托作用，是乳部肌肉承固的根本，故名。

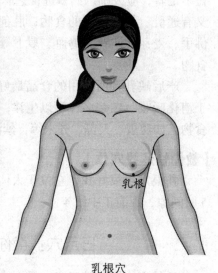

乳根穴

乳根穴是治疗产后缺乳的要穴，针刺该穴可通经活络，行气解郁，疏通局部气血，促进乳汁分泌。不过，为安全起见，实施针刺疗法时一定要借助医师的帮助才行。

93

具体操作方法：患者端坐，全身放松，医者用左手捏住患者右侧（或左侧）乳头，把乳房轻轻提起，取乳根穴。消毒后用 2.5 寸毫针，沿皮下徐徐向乳房中央进针 1 寸，用导气手法行针 1 分钟；使针感向四周放射后，退针至皮下，再将针尖向乳房内侧徐徐进针 1 寸，行针 1 分钟；再进 1 寸，行针 1 分钟，针感直达膻中穴，此时出现全乳房沉胀、满溢感，即可退针。

用上法治疗一次后，乳汁分泌即可大增，两次后即可不添加牛奶哺乳，三次后，乳汁够吃有余。

另外，导气手法是一种徐入徐出、不具补泻作用的手法。进针至一定深度时，均匀缓慢地提插、捻转，上、下、左、右的力量、幅度、刺激强度相当。用导气手法可诱发出乳房自身的精气，增强乳汁分泌。此法对肝气郁结者见效快、疗效佳。

除针刺疗法外，食疗对产后缺乳也有十分明显的治疗作用，因此，产后缺乳病人在用穴位治疗的同时，也可进行饮食调理。如气血不足者，应鼓励产妇多进食芝麻、茭白、猪蹄、鲫鱼等既有营养，又有通乳、催乳作用的食物；肝郁气滞者，应劝说宽慰产妇，多吃佛手、麦芽、桂花、鸡血、萝卜等具有疏肝理气、活血通络作用的食物。

产后缺乳者所选用的食品最好能制成汤、羹、粥之类，一是易于消化吸收，二是多汁可以生津，以增乳汁生化之源。忌食刺激性食物，如辣椒、大蒜、芥末等，禁酒、浓茶、咖啡等饮料。

【教你快速找穴位】

乳根穴也很好找，它位于人体胸部，乳头直下，乳房根部，第 5 肋间隙，距前正中线 4 寸。

日月穴：帮你缓解胆囊炎

日月穴，别名神光穴。日，太阳穴也，阳也。月，月亮也，阴也。日月名意指胆经气血在此位于天之人部。本穴物质一为辄筋穴传来的弱小寒湿水汽，所处为半表半里的天之人部，即是天部之气的阴阳寒热分界之处，故名日月。

本穴有收募充补胆经气血的作用，故为胆经募穴，是可以防止肌肉老化、增强性能力的指压穴道之一。除此之外，这个穴位对胆囊炎极有疗效。胆囊炎是一个让医生和患者都非常头痛的问题，因为在胆囊炎的初期就是炎症的反应，西医并没有什么好办法，更加严重后主要用手术处理，而在整个过程中病人都在忍受着胆囊炎的疼痛，而且还对饮食直接造成影响。

胆囊炎现在多发的一个原因就是因为现在工作压力大，工作繁忙，这样有很多人长期都不吃早餐。虽然不吃早饭的不良习惯大家都知道其严重性，但是还是有很多人无法改正。当经过一夜的睡眠后，身体中的胆脏积攒了一部分的胆汁，胆脏是一个分泌消化液的脏器，分泌出胆汁来就必须找到一个消耗掉的地方。如果长时间不吃早饭，这些胆汁也就长时间没有代谢出去，那么胆汁的淤积就造成了炎症。

说到这里，胆囊炎到底跟日月穴有什么关系呢，其实日月穴就是治疗胆囊炎的特效穴。日月穴就在双侧乳头的正下方，人的乳头位于第四肋间隙，而日月穴是在第七肋间隙。在身体中胆脏就是辨别是非之官，人体内无论有什么事情都需要胆脏来辨别一下，所以就把胆经上最关键的一个穴位叫作日月。

日月这个穴能够迅速给身体提个醒，对胆脏做得不足的地方予以纠正。所以治疗胆脏最多见的胆囊炎就是日月穴的拿手好戏了。每天都找到日月穴按摩5分钟左右，就可以让胆囊时刻保持健康。

除了日月穴以外，还能用阳陵泉来治疗胆囊炎，因为它是胆的下合穴。在阳陵泉附近还有一个叫胆囊的经外奇穴，对急慢性胆囊炎都

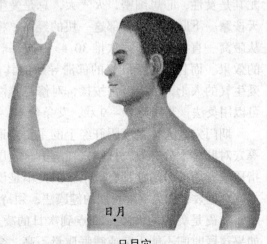

日月

日月穴

有一定的治疗作用。

【教你快速找穴位】

日月穴位于人体上腹部，当乳头直下，第七肋间隙，前正中线旁开4寸。正坐或仰卧位，在乳头下方，在第七肋间隙处取穴。

期门穴：消除胀痛有特效

期门穴，又名肝募，隶属于肝经。期的本意是期盼、期望，同时也有周期的意思；门，是出入的门户。中医讲，气血运行是有周期的，它从肺经的云门穴出来，历经肺经、大肠经……肝经，到期门穴为一个周期。

期门穴所募集的肝经气血处于不稳定状态，它所募集的气血物质会根据穴周环境的条件变化而变化。期门穴处在胸胁侧面，属于不阴不阳的坐标位置（腹为阴，背为阳），因此，期门穴所募集的气血物质也属于不阴不阳。可是在人体的经脉系统中，气血物质大致就分为两类，一是阴液，二是阳气，阴液归于背、阳气行于腹，人体中的阴阳两类物质它就有这样的运动特性。

期门穴一个最大的作用就是消除疼痛。我们知道，期门穴是肝经的气血汇聚点，揉开了期门穴，就是疏通了肝经。日常生活中，尤其是女性，心思细密，火气大，总是爱生闷气。这一类人可以每天按摩一下肝经在胸腹部这一块的经络，将手放在腋窝下面，然后从腋窝一直往下推，每次推30～50次，对于缓解两胁疼痛有很好的效果。而且，对于肝气的郁滞导致的其他病症也有很好的疗效。爱生气的人士，可以经常按揉，对修身养性有很好的帮助。此穴还可以用灸法：艾炷灸5～9壮，艾条灸10～20分钟。

期门穴是人体足厥阴肝经上的主要穴道之一，期门穴、行间穴等穴对肝病十分有效。行间穴在脚上，施压会强痛。在这些穴道上指压或者用灸术治疗都有效果。但并不是说一开始进行穴道刺激马上就会见效，作为一种长期的健康法，须持续地进行穴道疗法。

熬夜是美容的大敌。23点到次日的凌晨1点是肝部排毒时间，如果这段时间不能入睡或睡眠质量不高，会影响肝脏排毒，导致肝火过胜，让脸色变得蜡黄粗糙，甚至出现痘痘。所以，调理肝脏是让美容觉发挥作用的关键。用双手拇指分别按压在两侧的期门穴上，圈状按摩，左右各60次，有疏肝养血、解除胸闷惊悸、促进睡眠的作用。

【教你快速找穴位】

期门穴在胸部，当乳头直下，第六肋间隙，前正中线旁开4寸。仰卧位，先定第四肋间隙的乳中穴，并于其下二肋（第六肋间）处取穴。对于女性患者则应以锁骨中线的第六肋间隙处定取。

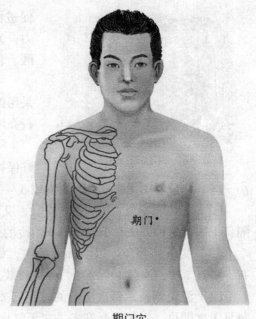

期门穴

中脘穴：温中健胃助消化

中脘穴，别名上纪穴、胃脘穴、大仓穴、太仓穴、胃管穴、三管穴、中管穴、中腕穴。中，指本穴相对于上脘穴、下脘穴二穴而为中也。脘，空腔也。该穴名意指任脉的地部经水由此向下而行。本穴物质为任脉上部经脉的下行经水，至本穴后，经水继续向下而行，如流入任脉下部的巨大空腔，故名。

中脘穴有调胃补气、化湿和中、降逆止呕的作用。据《针灸甲乙经》记载："胃胀者腹满胃脘痛，鼻闻焦臭妨于食，大便难，中脘主之，亦取章门。"又载："伤忧思气积，中脘主之。"《玉龙歌》也说："黄疸四肢无力，中脘、足三里。"现代根据实验观察发现，艾灸中脘穴后能使胃的蠕动增强，幽门立即开放，胃下缘轻度提高，空肠黏膜皱襞增深、肠动力增强。艾灸中脘有利于提高脾胃功能，

97

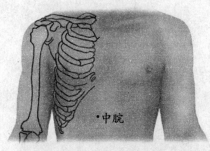

中脘穴

促进消化吸收和增强人的抵抗力，对于胃脘胀痛、呕吐、吞酸、食欲不振等有较好疗效。

一般来说，艾灸中脘穴可采用四种方法，下面我们一一进行介绍。

（1）艾炷直接灸。每次最好保持在 3～5 壮，艾炷一般要小一些，并且要用无瘢痕灸，通常或 3～5 日灸 1 次。

（2）艾炷隔姜灸。每次 5～7 壮，艾炷可以略大一些，如青豆，隔日 1 次，这种方法对于胃中虚寒怕冷的人尤其合适。

（3）艾条悬起灸。以温和灸为主，每次最好保持在 20 分钟左右，隔日 1 次，连续 1～2 个月方可收效。

（4）温灸器灸。每次温灸的时间需要稍长一些，大约 30 分钟，每日 1 次即可，但如果是在冬季，天气比较寒冷，或者自身虚寒较重，也可以每日灸 2 次。20 天为一个疗程。间歇 2～3 天再灸，连灸 2～3 个月。

一些上了年纪的人会觉得胃肠的功能特别的差，吃什么也不消化，还会感到胃部经常出现疼痛，或者是恶心干呕，闹肚子也是家常便饭了。这种情况就需要艾灸的时候选择一下方法了，因为老年人一般都会阳气不足，而对寒凉的刺激就会非常敏感。所以在艾灸的时候一定要选择隔姜灸，选择比较新鲜的姜，切成合适的薄片，不要太薄，然后在姜片上扎几个孔，选在中脘穴和神阙穴上，对准姜片进行艾灸。随着姜的药气进入体内，到达胃部，寒凉的感觉就会消失，而消化不良等现象就逐渐得到改善。

除了艾灸之外，摩揉法也是中脘穴的常用保健方法，即是双掌重叠或单掌按压在中脘穴上，顺时针或逆时针方向缓慢行圆周推动。注意手下与皮肤之间不要出现摩擦，即手掌始终紧贴着皮肤，带着皮下的脂肪、肌肉等组织做小范围的环旋运动。使腹腔内产生热感为佳。操作不分时间地点，随时可做，但以饭后半小时做最好，力度不可过大，否则可能出现疼痛和恶心。

【教你快速找穴位】

本穴位于腹部正中线，脐上4寸。

章门穴：消除黄疸命定穴

章门穴，别名长平、季胁，隶属于足厥阴肝经。章，通"障"；门是守护出入的地方，刺激章门穴，就好像打开四围的屏障。本穴物质为急脉穴传来的强劲风气，至本穴后，此强劲风气风停气息，风气如同由此进入门户一般，故名。

作为肝经的大穴，章门穴对于肝脏上的疾病有特殊的功效。它最大的一个作用就是消除黄疸，强化肝功能。引发黄疸的原因有很多，但是表现症状很相似，如目黄、脸黄、尿黄、身黄等全身性的泛黄现象。在治疗上，不同的病机引发的黄疸要用不同的方法来治疗，但是作为人体的穴位来讲，却不存在这个问题。只要发现自己的肝功能不太好，或者出现类似于黄疸的症状，或者平时作为一种保肝护肝的措施，如情绪经常感到压抑、经常需要喝酒等，都可以时不时地刺激章门穴。有条件的可以每天拿艾炷在这里缓慢地灸十多分钟，没有条件的也可以用手指进行按摩，效果非常好。

另外，章门穴也是五脏的"会穴"，会是指五脏的"精气"都在此穴会聚，它是连接五脏的门户，可以通达五脏、调节五脏，是人身体八大要穴之一。刺激这一个穴，等于把五脏功能都调节了，经常按摩章门穴可以防

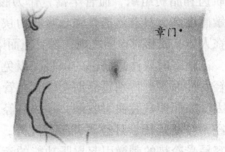

章门穴

治乳腺增生等妇科疾病。我们敲"带脉"减肥的时候，别忘了顺手把这个大穴也敲一敲，敲打章门穴可以增加胆汁分泌，胆汁分泌多了，人体消化能力就强了，就能把多余的脂肪消化掉。此穴还是脾经的"募穴"，募是聚集的意思，这个穴位可以清肝火补脾。此穴位

还可以用灸法：艾炷灸 5 ~ 9 壮，艾条灸 10 ~ 20 分钟。

【教你快速找穴位】

章门穴在腋中线，第一浮肋前端，屈肘合腋时肘尖正对的地方就是。

神阙穴：腹部健康守护神

脐，位于腹部正中央凹陷处，是新生儿脐带脱落后，所遗留下来的一个生命根蒂组织，神阙穴属于中医经络系统中任脉的一个重要穴位——神阙穴。

对神阙穴名含义的解释，主要有两种：一种是指神之所舍其中，即生命力所在处；另一种是指神气通行出入的门户，为胎儿从母体获取营养的通道，维持胎儿的生命活动。

人体先天的禀赋与这个穴位关系密切，古人有"脐为五脏六腑之本""元气归脏之根"的说法。

肚脐皮薄凹陷，无皮下脂肪组织，皮肤直接与筋膜、腹膜相连，很容易受寒邪侵袭，但同时也便于温养，故神阙穴历来是养生要穴。

肚脐是最怕着凉的地方。肚脐和腹部的其他部位不同，脐下无肌肉和脂肪组织，血管丰富，作为腹壁的最后闭合处，皮肤较薄，敏感度高，具有渗透性强、吸收力快等特点。因屏障功能较差，它在人体又属相对虚弱之地，易受凉而染风寒。

睡眠时要注意脐部的保暖，以免引起腹泻或感冒。尤其对于年轻女性而言，特别是经期女性，血管处于充血状态，穿露脐装最易因受凉而使盆腔血管收缩，导致月经血流不畅，时间长了会引起痛经、经期延长、月经不调等。此外，穿着露脐装会使腰腹部裸露，容易受冷热的刺激引起胃肠功能的紊乱，导致病菌的入侵，出现呕吐、腹痛、腹泻等胃肠系统疾病。脐部肌肤较娇嫩，易于受损，脐眼又容易汇集污垢，如不小心也会引起感染。

按摩脐部可促进胃肠蠕动，有助于消化吸收，大便溏泻者可调，秘结者可通。仰卧，两腿弓起，先以右掌心按于脐部，左掌放于右手背上，顺时针轻轻按摩 36 圈。然后，换左掌心按于脐部，右掌放于左掌手背上，逆时针轻轻按摩 36 圈。

每晚睡前空腹，将双手搓热，掌心左下右上叠放贴于肚脐处，逆时针做小幅度的揉转，每次 20～30 圈，也可起到温养神阙穴的作用。

经常坚持揉按肚脐，可以健脑、补肾、帮助消化、安神降气、利大小便，也可以促进肝脏肾脏的新陈代谢，使人体气血旺盛，对五脏六腑的功能有促进和调整作用，还可以提高人体对疾病的抵抗能力。

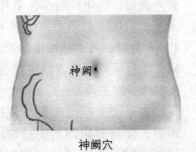

神阙穴

【教你快速找穴位】

神阙穴，位于脐窝正中。

天枢穴：便秘腹泻都找它

天枢穴，隶属足阳明胃经穴位，是阳明脉气所发处。在这里，"枢"是枢纽的意思。《素问·六微旨大论》："天枢之上，天气主之；天枢之下，地气主之，气交之分，人气从之，万物由之。"张景岳注："枢，枢机也。居阴阳升降之中，是为天枢。"天地气相交之中点，古人穴位并不是瞎编的，每个穴位都有独到的含义。其实，天枢这个名称已经告诉我们吸收的营养物质从这个穴位开始分成清与浊，清归上，浊归下。说白了，就是精微物质变成血液，垃圾的东西从大肠排出体外，是个中转站。

事实上，天枢穴不仅是胃经上的重要穴位，还是大肠经的"募穴"。所谓募穴，就是集中了五脏六腑之气的胸腹部穴位。因为与脏腑是"近邻"，所以内外的病邪侵犯，天枢都会出现异常反应，起着脏腑疾病"信号灯"的作用。从位置上看，天枢正好对应着肠道，因此对此穴的刺激，能促进肠道的良性蠕动，增强胃动力。所以，腹泻、便秘之类的疾病都可以找天枢穴来解决。

《素问·灵兰秘典论》云："大肠者，传导之官，变化出焉。"大肠是胃降浊功能的延续，二腑以降为顺，大肠的传导功能失司可影响及胃。大肠的功能失常就会引起腹泻，六腑之病取其合，因此取大肠募穴天枢来治能取得非常好的效果。正如《胜玉歌》所说："肠鸣时大便腹泻，脐旁两寸灸天枢。"当然，除了艾灸之外，还可以用按摩天枢的方式来治腹泻。其方法为：先排便，然后仰卧或取坐位，解开腰带，露出肚脐部，全身尽量放松，分别用拇指指腹压在天枢穴上，力度由轻渐重，缓缓下压（指力以患者能耐受为度），持续4~6分钟，将手指慢慢抬起（但不要离开皮肤），再在原处按揉片刻。经过治疗，患者很快就会感觉舒适，腹痛、腹泻停止，绝大多数都能一次见效。

　　如果说天枢可治腹泻说得通，那么为什么还能治便秘呢？要知道，便秘和腹泻不正是相反的吗？我们知道，经络养生也讲补与泻，同一个穴位，采用不同的方法，就可以治疗不同的疾病。灸天枢治便秘的方法为：艾条悬灸，每次10~20分钟，每日1次，5~7天为一个疗程，间隔2日可进行下一疗程。便秘兼有消化不良，大便并不干硬结块，只是排便困难或者经常三五天才有便意的，多属于脾气虚，可加灸脾腧穴，先灸脾腧穴，艾炷直接灸，每次3壮或10分钟，然后再灸天枢，疗程与天枢相同。如果是便秘兼有腰膝酸软、尿频、素体怕冷等症状，或是老年患者，多属肾阳虚，可加灸关元、肾腧，先灸关元、肾腧，艾炷直接灸（或隔附子灸），每次3壮或10分钟，最后灸天枢。如果是身体健壮，便秘干硬结块为主要症状，这多是阴虚热盛引起的，可加灸照海穴，悬灸，每次10~20分钟，先灸照海，再灸天枢，疗程与天枢相同。

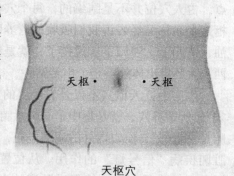

天枢穴

【教你快速找穴位】

　　仰卧，人体中腹部，肚脐向左右三指宽处，即为天枢穴。

气海穴：平衡阴阳养生穴

气海穴隶属于任脉。气，就是人体呼吸出入的气息；海，就是海洋。气海与两肾相连，肾属水，水在身为阴，"孤阴不长，独阳不生"，必须阴阳相济才能保证身体的健康。人们吃饭、呼吸、睡眠，一切动静，无不是在调动人体的水火阴阳。所以，必须让心火下降肾脏，就好像天上的太阳照耀江海。这样，阴水得到阳火的照射，就能够化生云气，上达心肺，滋润身体，形成水升火降、通体安泰的局面。当身体处于一种和谐循环的状态中时，邪气自然不得近身，人也就不会得病。

古代医学家十分重视气海的作用，认为气海之气由精产生，气又生神，神又统摄精与气。精是本源，气是动力，神是主宰。气海内气的强弱，决定了人的盛衰存亡，主治性功能衰退。对妇科虚性疾病，如月经不调、崩漏、带下，或者男科的阳痿、遗精，以及中风脱症、脱肛都有很好的防治作用，特别对中老年人有奇效。

艾灸气海穴是一个很好的保健方法。气海在下腹部，而下腹部是女性的子宫、男性的精囊藏身之处，都是极其重要的部位。古人说"气海一穴暖全身"，就是强调这个穴的保健养生作用。实际上，现代研究也证实了，艾灸气海可以使免疫球蛋白明显增加。可见，气海穴的确是极有作用的一个穴位。

刺激此穴除了用按揉或艾灸的方法外，还可以通过调整呼吸达到保健功效。日常生活中，人们采用的多是胸式呼吸，靠胸廓的起伏达到呼吸的目的，这样肺的中下部就得不到充分的利用，同时也限制了人体吸入的氧气量。而腹式呼吸是加大腹肌的运动，常有意识地使

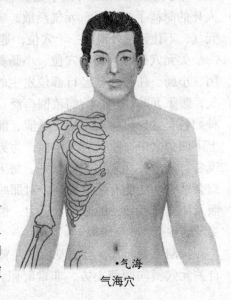

•气海

气海穴

小腹隆起或收缩，从而增加呼吸的深度，最大限度地增加氧气的供应，就可以加快新陈代谢，减少疾病的发生。气功中的吐纳一般都要求腹式呼吸，以达到深、匀、缓的效果。呼吸规律是人类自然的动律，调之使气息细长乃是顺其机能而延伸之，以达到强健人体、延年益寿之功。

怎么让气海充实呢？正确的腹式呼吸是怎样的呢？首先放松腹部，用手抵住气海，徐徐用力压下。在压时，先深吸一口气，再缓缓吐出，缓缓用力压下。6秒钟后再恢复自然呼吸。如此不断重复，则精力必然日增。

【教你快速找穴位】

气海在身体前正中线上，关元穴和肚脐的中间，可以先四指并拢取脐下三寸（关元穴），中点即是气海穴。

关元穴：性保健必知大穴

关元穴也就是我们所说的丹田，是人体真气、元气生发的地方。中医认为，人活着就是靠一口气——元气，没有了元气，人就要死了。小孩子生下来的时候手是握着的，叫作握固，固的就是元气；人死的时候手摊开了，元气涣散，叫作撒手归西。关元穴就是关住元气，不让元气外泄的一个穴位，是人的救命大穴。

关元穴同时为任脉穴位、小肠募穴和足三阴会穴，所以对足三阴、小肠、任脉这些经行部位发生的病都有疗效，有培补元气、肾气，暖下元的作用，治病范围广泛，包括妇科的白带病、痛经、各种妇科炎症，男科的阳痿、早泄、前列腺疾病等。前人有"当人身上下四旁之中，故又名大中极，为男子藏精、女子蓄血之处也"的说法。刺激关元穴用灸比较好，每天坚持灸15～20分钟，两周后就会感觉性功能有明显提高，对那些老是感觉腰部发凉、阳痿、早泄及体质虚弱导致的眩晕、无力、怕冷的人效果最好，还可以治疗突发的昏厥。

长期灸关元穴，会感觉后腰两肾部位有明显的发热感，有热气自关元穴斜向两侧上方，非常舒服。还有，很多老年人睡眠不好，灸一段时间的关元穴就能改善，效果很好。

如果艾灸不方便，不妨时常按摩关元穴，前提是一定要让手指热起来，不要用冷冰冰的手去刺激腹部皮肤。尤其是女性，一定要注意下腹部保暖。但是，关元和子宫靠得很近，未婚未育的女性不能乱灸关元穴，那样很可能造成不孕。

凡在腰部的穴位，不管腹部还是后背都很重要，因为腰部是肾之所在，穴位和肾气或多或少有关联。所以，即使平时没有刺激这些穴位，也一定要有个意识，就是保持腰部的温度。腰部是人最容易长肉的地方，这其实是身体在自主调控，因为它有更重要的职责——保护肾。所以对于腰腹，一个不变的养生法就是保暖。

【教你快速找穴位】

关元穴在肚脐下3寸，将大拇指之外的四指并拢，以中指的中间关节为准，这个宽度就是3寸。以它为准，四指下面之处就是关元穴。

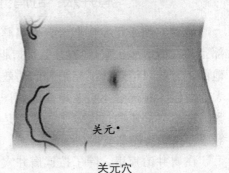

关元穴

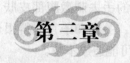

第三章

怎样稳固生命的支柱

肩井穴：舒肩养脾揉肩井

　　肩井穴属于足少阳胆经，别名膊井、肩解穴。肩，指穴位在肩部；井，指地部孔隙。"肩井"是指胆经的地部水液从这个穴位流入地部，有祛风清热、活络消肿的功效。平时精神太集中或者压力太大的时候，颈部会不自主地往前探，这时候整个肩部就会拘谨、收紧，造成肩部肌肉过度紧张，或者是痉挛，按揉肩井穴会感到放松舒服，头晕头痛都能得到缓解。

　　在肩井治疗里，除了按揉肩井穴外，还有一个方法很好，即五指并拢放在肩部，捏起来，再放下去，再捏起来，这样反复做，会感到肩部很舒服。

　　除肩部疲劳外，很多工作的人会感觉全身疲劳、困倦、气色不足，这种情况往往是脾虚导致。脾虚表现在腹胀、无食欲、消化功能差、倦怠、疲劳，头晕、四肢无力、大便稀溏、怕冷、面色萎黄、腹泻、肥胖水肿，女性还可能出现月经不调。判断脾虚最简单的方法，是从镜子里看自己舌头边上是否有齿痕，舌头胖瘦如何，有无白色的

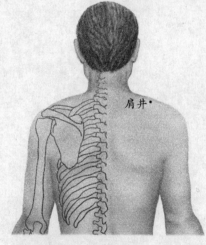

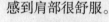

肩井穴

苔，颜色是否正常，身体是否疲劳。

可用肩井穴缓解疲劳提高脾气，与大包穴配合治疗。大包穴是脾经最终的一个穴位，叫脾之大络。脾管人体的后天之本，气血生化之源，气血生发出来以后，由这个大络把它散布到身体的各个地方去，如果脾的整个运化有问题了，就找大包。该穴位深部相对应的器官有胸膜腔、肺、膈、肝（右侧）、胃（左侧），故不可深刺。

首先双拳相握，对在一起，然后放到腋窝下，一般是放到与乳头相平的位置，用拳顶在这个地方，顶住的时候，拳的手指缝隙刚好顶到肋骨的缝隙，以这里为支点，往里稍微用力一点，转肩，顺时针转、逆时针转都可以。这个方法其实是以大包为支点清理肩井穴，因为自己很难摸到肩井穴。这个动作让肩部转起来，刺激到了大包穴，也刺激到了肩井穴。在做这个动作的时候，若能转肩以后再收肩，坚持 10 秒钟，然后仰头，坚持 10 秒钟放松，再转 2 分钟，如此反复，就能连颈椎也锻炼了。

【教你快速找穴位】

肩井穴位于大椎穴与肩峰连线中点，肩部最高处。低头时，颈部后方会突出一块骨头，肩井穴就在这块骨头与肩膀末端连接线的中间点。

大椎穴：消炎退热是良方

大椎又名百劳穴，是督脉、手足三阳经、阳维脉之会，有"诸阳之会"和"阳脉之海"之称。这个穴位在背部的最高点，背部就是阳面的，所以大椎是阳中之王。如果怕冷，那是因为身体的阳气不足，那么我们就要在大椎施行艾灸，起到升阳之效。

我们这样说，大家就以为大椎穴仅仅是补阳的，那可就大错特错了。专家指出："（大椎）还可清脑宁神，增强智力，调节大脑功能。现代研究发现，大椎穴具有良好的消炎、退热、解痉、消除黄疸、预防流脑、流感、增加白细胞的作用。"事实上，一些相关资料也记载，大椎穴有解表、疏风、散寒、温阳、通阳、清心、宁神、健脑、消除疲劳、增强体质、强壮全身的作用。而现代研究则发现，

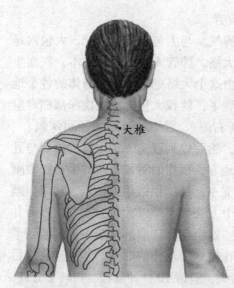

大椎

大椎穴

艾灸大椎穴可以治疗感冒发热、百日咳、支气管炎、肺炎、肺结核、肺气肿、中暑、肝炎、黄疸、血液病、白细胞减少、脑炎、脑脊髓膜炎、咽炎、淋巴结炎、扁桃体炎、乳腺炎、乳腺增生、发际疮、疔疮、丹毒、静脉炎、风疹、荨麻疹、神经衰弱、神经分裂症、颈椎病、湿疹、银屑病、痤疮、面部黄褐斑。

艾灸大椎穴，采用艾条和艾炷都可以，如果是艾条灸，最好采用悬起灸，每次温和灸15～20分钟，以局部潮热微红为度，通常灸一次之后需要隔1～2日再灸。如果是艾炷灸，则须取麦粒大小的艾炷直接在穴位上施灸，每次5～7壮为宜，最好是发疱或无瘢痕灸，每周灸1次即可。

和身柱穴一样，大椎穴也是儿童的保健大穴，它对于小儿麻痹后遗症、小儿舞蹈病、小儿百日咳等多种病症都有奇效。长期使用本穴，还可有效治疗体内寄生虫、扁桃体炎、尿毒症等病。如果孩子不配合艾灸，父母可以采用按摩的方法，先让孩子背坐或俯卧，大拇指指尖向下，用指腹或指尖按揉；或者屈起食指在穴位上刮，效果会更好，每次按揉2～3分钟即可。

刺激大椎穴还有一个简易的方法，就是找个背部健身器材，用后背正中线挨着左右移动，这样会刺激到督脉上的很多穴位，是提升阳气的好方法。

【教你快速找穴位】

大椎穴位于后正中线上，第七颈椎棘突下凹陷中。

大杼穴：关节疾病找骨会

人体穴位中，跟大有关的一般都很重要，大杼穴也是如此。大，大也，多也。杼，古指织布的梭子，意指膀胱经水湿之气在此吸热快速上行。本穴物质为膀胱经背腧各穴吸热上行的水湿之气，至本穴后虽散热冷缩为水湿成分较多的凉湿水汽，但在本穴的变化为进一步地吸热胀散并化为上行的强劲风气，上行之气中水湿如同织布的梭子般向上穿梭，故名大杼。能为头部提供湿冷水汽，清热除燥。

大杼穴不仅是膀胱经穴位，大杼穴还是人体八会穴中的"骨会"，大杼穴与骨的关系，首先体现在所处的部位上。因脊椎骨两侧有横突隆出，形似织杼，故名大杼。其次，大杼穴为多条经脉相会处，而这些经脉均与肾有特殊关系，《黄帝内经》认为"肾主骨"，大杼主治肩胛骨痛、颈项强痛，不可小视。

大杼穴是治疗颈椎病的常用穴，长期不当的姿势、过度的紧张使颈肩部的督脉、足太阳膀胱经脉气受阻，大杼穴就容易气血不通。同时，姿势不良对脊柱骨质产生压力，时间久了，产生骨质增生，也就是"骨病"，会加重大杼穴气血瘀阻的状况。因此，保持大杼穴气血畅通，颈肩部经脉气血的流通就有了保证，颈椎病的症状就能得到改善。

在刚开始感觉到颈部酸痛、肩部不适的时候，经常按摩、揉擦大杼穴，沿着大杼穴上下拍打，每天抽时间做 2 ~ 3 次，每次 10 分钟，可以促进气血的畅通，避免在大杼穴形成气血的瘀阻。按摩大杼穴时会觉得酸痛感比较明显，但按摩之后会觉得舒服。还可以每天用梅花针敲打大杼穴一带 3 ~ 5 次，每次5 分钟，也会收到较好的效果。

另外，膝关节疼痛患者的大杼穴附近，用拇指触诊，往往能找到

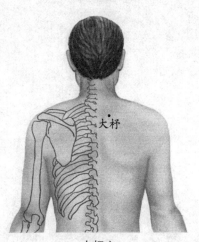

大杼穴

条索状物，按压会有酸胀感，用拇指点按、弹拨、按揉 1 分钟后，酸胀感会减轻，膝关节疼痛也随之缓解，所以说按揉大杼穴还是一个快速缓解膝关节疼痛的好方法呢。还有，按摩大杼穴对于风湿性关节炎、肩周炎也有一定的疗效。

【教你快速找穴位】

先找到第 7 颈椎（颈椎下部最高的骨头尖），再往下的一个骨头尖是第一胸椎的棘突，从第一胸椎棘突下骨头缝之间旁开大约两横指的肌肉凹陷处即是大杼穴。

肩髎穴：舒筋活络护肩周

肩髎穴隶属手少阳三焦经。肩，指穴在肩部也。髎，孔隙也。该穴名意指三焦经经气在此化雨冷降归于地部。本穴物质为臑会穴传来的天部阳气，至本穴后因散热吸湿而化为寒湿的水湿云气，水湿云气冷降后归于地部，冷降的雨滴如从孔隙中漏落一般，故名。其有祛风湿、通经络的功效。

肩髎穴的主要作用是调整肱三头肌的状况。三角肌，就是我们将手臂举到正侧面的重要肌肉。肩膀即担任调整肌肉机能的作用。手持重物或进行激烈运动之际，会产生肩膀举不起来或疼痛、手臂困倦的症状，此乃因肩膀的三角肌轻度发炎之故。如果长期持续手持重物，会产生连手肘都无法伸直的症状，此乃因肱三头肌过度伸展，致使血液循环恶化所造成的。肩膀有重压感而使手臂抬不起或肘痛等症状时，刺激肩髎，可得到效果。治疗时，除了指压本穴位外，同时刺激肩髃臂臑，更可发挥治疗效果。另外，也用于因脑中风所造成的半身不遂。

除此之外，肩髎还常用来治

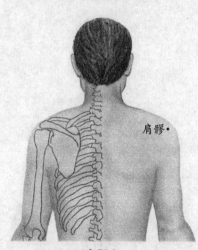

肩髎•

肩髎穴

疗肩周炎，《针灸甲乙经》上面记载说："肩重不举，臂痛，肩髎主之。"可见它治肩病的历史有多悠久了。知道了穴位的主治和位置后，自己每天就可以花5分钟进行按揉，双手一定交替进行，因为即使只有一侧患病，这样交替进行的同时也是对肩关节功能活动的一个锻炼。

目前，对肩周炎的治疗，多数学者认为，服用止痛药物只能治标，暂时缓解症状，停药后多数会复发。而运用手术松解方法治疗，术后容易引起粘连。所以采用中医的手法治疗被认为是较佳方案，若患者能坚持功能锻炼，预后相当不错。下面介绍肩周炎的六个防治动作，能够刺激肩髎穴，防治肩周炎，供大家参考。

（1）屈肘甩手：患者背部靠墙站立，或仰卧在床上，上臂贴身、屈肘，以肘点作为支点，进行外旋活动。

（2）体后拉手：患者自然站立，在患侧上肢内旋并向后伸的姿势下，健侧手拉患侧手或腕部，逐步拉向健侧并向上牵拉。

（3）展臂站立：患者上肢自然下垂，双臂伸直，手心向下缓缓外展，向上用力抬起，到最大限度后停10分钟，然后回原处，反复进行。

（4）后伸摸棘：患者自然站立，在患侧上肢内旋并向后伸的姿势下，屈肘、屈腕，中指指腹触摸脊柱棘突，由下逐渐向上至最大限度后呆住不动，2分钟后再缓缓向下回原处，反复进行，逐渐增加高度。

（5）头枕双手：患者仰卧位，两手十指交叉，掌心向上，放在头后部（枕部），先使两肘尽量内收，然后再尽量外展。

（6）旋肩：患者站立，患肢自然下垂，肘部伸直，患臂由前向上向后画圈，幅度由小到大，反复数遍。

需要说明的是，上面六个动作不必每次都做完，可以根据个人的具体情况选择交替锻炼，每天3～5次，一般每个动作做30次左右，多者不限，只要持之以恒，对肩周炎的防治会大有益处。

【教你快速找穴位】

肩髎穴位于肩部，肩关节的后方，当胳膊向外展开时在肩部前后各有一个"小窝"，后面那个位置就相当于肩髎的位置。

风门穴：护好风门防哮喘

风门，别名热府、背俞、热府俞穴，属足太阳膀胱经穴位，为足太阳经与督脉交会穴。风，言穴内的气血物质主要为风气也。门，出入的门户也。风门名意指膀胱经气血在此化风上行。本穴物质为膀胱经背俞各穴上行的水湿之气，至本穴后吸热胀散化风上行，故名风门，起着运化膀胱经气血上达头部的作用。

风门穴是临床祛风最常用的穴位之一，对于呼吸系统疾病的防治有着重要的功效，特别是哮喘患者长期按揉此穴位，能很有效地减少哮喘的发作。

按摩风门穴对于呼吸系统疾病的防治很有效，一般情况下，风门穴常与大杼穴、肺俞穴三穴合用来调理呼吸系统的疾病，它们分别位于脊柱两旁第一胸椎、第二胸椎和第三胸椎旁开 1.5 寸，左右两边各一个。按压这组穴位可以预防和缓解呼吸道系统疾病，如哮喘、咽炎、气管炎、支气管炎等。因为此三穴都属于膀胱经，并且此三对穴位所对应的正好是肺的功能区，也是西医中呼吸道所在的区域。所以，按压它们可以应对呼吸道疾病。按摩时采用点按与捏拿穴位的方法，从上往下自大杼穴至肺俞穴反复多次，每天一次，力度适中偏大，以局部酸胀发红为度。《黄帝内经》认为白天的气是往上走的，故白天按压更有利于肺气。

当然，在现代中医学界，风门穴最常用的还是在于感冒的防治上。可以说，风门穴既是感冒的预防穴，也是治疗穴。尤其是在由秋入冬的时节，气温会越来越低，需要注意防寒防感冒，如

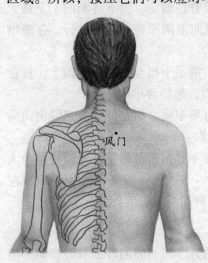

风门穴

果觉得项背发冷，似乎要感冒的时候，可以立即在风门穴和身柱穴灸30分钟，灸过之后，感冒一般可以避过，或者减轻。另外，感冒以后如果迟迟没有痊愈，也可以灸一下风门穴。

【教你快速找穴位】

正坐或俯卧，风门穴位于背部，从朝向大椎下的第2个凹陷（第二胸椎与第三胸椎间）的中心，左右各2厘米左右之处（或以第二胸椎棘突下，旁开1.5寸）。此两处就是风门穴。

身柱穴：培护孩子身子骨

身柱穴隶属督脉。身，身体也。柱，支柱也，该穴名意指督脉气血在此吸热后化为强劲饱满之状。本穴物质为神道穴传来的阳气，至本穴后，此气因受体内外传之热而进一步胀散，胀散之气充斥穴内并快速循督脉传送，使督脉的经脉通道充胀，如皮球充气而坚可受重负一般，故名。

中医认为，身柱有理肺气、补虚损、解疗毒、宁神志的功效。同时，它又有"小儿百病之灸点"的称号，是小儿保健灸的重要穴位，能通阳理气，补益虚损，通治儿科百病。《养生一言》中便有这样的说法："小儿每月灸身柱、天枢，可保无病。"因此，灸身柱是保证儿童健康成长的重要措施之一，应作为一般家庭常识大力推广。

现代研究认为，灸身柱还可以调节人的神经系统，对于神经衰弱、失眠、头痛等病症有缓解作用，并且可以防止疲劳，促进机体体力的恢复。灸身柱对小儿的胃肠道疾病，如消化不良、吐乳、泄泻、食欲不振等有防治作用。此外，对精神萎靡、夜哭，呼吸系统的哮喘、气管炎、百日咳、感冒、肺炎等都有防治作用。

对于身柱穴，艾灸方法主要有以下几种。

（1）艾炷灸：用手将艾绒搓成半个米粒大或比铅笔芯还要细的小艾炷，长度在1～2毫米之间，请患者取俯卧位，等艾炷燃尽之后再换一炷，每次1～3壮，隔2～3日灸1次，也可每周1次。

（2）艾条悬起灸：用适量艾绒卷成香烟大小的艾条，可用温和灸或雀啄灸法，每次以灸5～10分钟为宜，隔1～2日灸1次，每

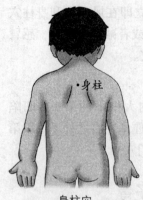

·身柱

身柱穴

月可灸 10 次左右。

（3）灯火灸：每次 1 壮，隔 2 ～ 3 日灸 1 次。如果没有灯心草，可以用线香代替。

（4）隔姜灸：每次 5 ～ 7 壮，艾炷如黄豆大，隔日或每周灸 1 次。

对于身柱穴，除了采用艾灸疗法之外，家长们也可以在睡前时常给孩子揉一揉，这样不仅可免去孩子吃药打针的痛苦，还能让孩子深深体会到父母的疼爱与关怀。由于这个穴位在后背，按摩时可能不好着力，我们可以拿一枚圆圆的硬币，用硬币的边缘在身柱穴处上下滑动按摩。不过，值得注意的是，此穴处于脊柱之上，力度一定不能太大，否则会伤到孩子稚嫩的身体。

【教你快速找穴位】

身柱穴在人体后背部，当后正中线上，第三胸椎棘突下凹陷处。

天宗穴：迅速缓解肩背痛

天宗穴位于肩胛部，当冈下窝中央凹陷处，与第四胸椎相平。与小肠经上的曲垣、秉风排列在一起，像星相一样，所以这几个穴位的名字都以星名命名，天宗穴也是如此，天宗穴内气血运行的部位为天部也。宗，祖庙，宗仰、朝见之意，该穴名意指小肠经气血由此气化上行于天。本穴物质为臑腧穴传来的冷降地部经水，至本穴后经水复又气化上行天部，如向天部朝见之状，故名。

天宗穴在进行肩背部软组织损伤的治疗和保健中可以说是必用的穴位。点、按、揉此穴会产生强烈的酸胀感，可以放松整个肩部的肌肉。取穴时一手下垂，另一手从肩关节上方绕过，向下顺着肩胛骨往下走。它的位置相当于肩胛骨的中线上中点处，点按时感觉非常明显。

随着电脑的普及和职业的需要，长时间地伏案工作或电脑操作会让人觉得整个身体发困，颈肩部僵硬、发紧，也就是现在经常被人提起的"颈肩综合征"。一开始症状轻的时候站起身活动一下，很快就能恢复如常，但日渐加重，先是后背痛，继而脖子也不能转侧，手还发麻。这时，按1分钟的天宗穴，再加上1分钟的扩胸运动，意想不到的好效果就出来了。

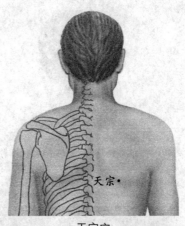

天宗穴

值得注意的是，这个穴位自己按摩起来不方便，这里给大家推荐一个很简单的方法，现在的小区里有各式各样的健身器材，也有专门按摩后背的。我们可以利用这种器材来按摩后背，也能刺激到本穴位。而且后背上有很多的背俞穴，这些背俞穴也是我们脏腑的反射点。刺激它们，就相当于在给我们的脏腑做按摩了，强身健体的效果非常好。

【教你快速找穴位】

上半身保持直立，左手搭上右肩，左手掌贴在右肩膀1/2处。手指自然垂直，中指指尖所碰触之处就是天宗穴。

心俞穴：防治心病有绝招

心俞是足太阳膀胱经的要穴，还是心的背俞穴。心，心室也；俞，输也。心俞穴名意指心室中的高温湿热之气由此外输膀胱经，具有宽胸理气、宁心安神、通调气血、散发心室之热的功效。

在临床上，心腧穴常用来治疗心阴虚。我们知道，气为血之帅，血为气之母，血在经络中的流通要靠气的推动，而气也要靠血来当它的运载工具，二者是相辅相成、不可分割的。所以，当心血阴虚的时候，气就没有可以搭载的工具了，不能运行到全身各处，出现诸如心慌、气短等症状也就不奇怪了。另外，"心主神明"，在心气血两虚的情况下，心脏的功能必然会下降，那么它就没有足够的力量去控制人的精神意志了，人也就相应出现精神恍惚、注意力不集

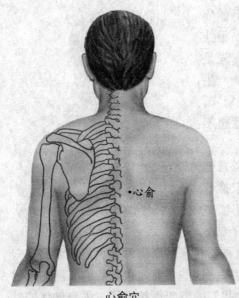

心俞穴

•心俞

中等症状。所以，当出现心阴虚的症状时，一定要注意补心血。在人体的经穴中，补心血的最佳穴位是心俞。

因此，当心阴虚时，就可以灸一灸心俞穴。其方法为：艾条悬灸，或艾炷直接灸，每次 10 ～ 20 分钟，每日 1 次，5 ～ 7 天为一个疗程，间隔两天可进行下一个疗程，症状消失或明显缓解之后即可停止，因为心脉调整之后进入良性循环，可借助自我调节获得健康。这种方法主要针对的是素质较好的青壮年，偶然出现健忘或精神恍惚等亚健康症状，如果是长期失眠、精神迟钝，或病症虽暂时出现，但却很严重，则可加配神门穴，以增强疗效，方法同心俞。当然，还有更严重的一种情况，那就是年老体弱者，属于"真虚"，这些患者大多伴有食欲不振、形体疲惫、面色萎黄、腰酸腿软等症状，此时仅仅灸心俞来安神定志还远远不够，应加补脾的穴位，如脾俞、肾俞、气海等。

除了上述功效之外，灸心俞还可防治心肌炎、冠心病。当然，这种方法只能作为一种辅助疗法，而不能替代药物。其方法为：艾条悬灸心俞、肾俞、关元三穴，每穴每次 10 ～ 20 分钟，每日 1 次，或隔日 1 次，10 次为一个疗程，每月一个疗程，感觉心温热为度。除了艾灸，按摩心俞也可缓解症状，尤其是对于老年心肌炎患者，其方法为：患者脱掉上衣后，趴在平板床上，双下肢并拢，双上肢放入肩平横线上。术者或家属可利用双手大拇指直接点压该穴位，患者自觉局部有酸、麻、胀感觉时，术者开始以顺时针方向按摩，坚持每分钟按摩 80 次，坚持每日按摩 2 ～ 3 次，一般按摩 5 次左右，可起到明显疗效，再按摩 2 ～ 3 天可起到治疗效果。在治疗期间，患者应杜绝烟酒及任何辛辣刺激性食物，可以多吃些新鲜蔬菜和水果及豆制品和海产品。另外，坚持每晚用热水泡脚 25 分钟，可促进身体早日康复。

【教你快速找穴位】

心俞穴位于人体的背部，当第五胸椎棘突下，左右旁开两指宽处（或左右约 1.5 寸）。

脾俞穴：健脾益气治虚证

脾俞穴隶属足太阳膀胱经穴。脾，脾脏也；俞，输也。脾俞名意指脾脏的湿热之气由此外输膀胱经，有健脾和胃、利湿升清的功效。因此，对脾俞穴进行刺激就能健运脾胃，加强机体对营养物质的消化吸收和利用，补养气血，增强体质，对消化系统和血液系统均有很好的调整作用。

现代临床上，常用脾俞治疗胃溃疡、胃炎、胃下垂、胃痉挛、胃扩张、胃出血、神经性呕吐、消化不良、肠炎、痢疾、肝炎、贫血、进行性肌营养不良、肝脾肿大、慢性出血性疾病、肾下垂、月经不调、糖尿病、肾炎、小儿夜盲、荨麻疹、背痛等病症。

在日常保健中，大家最常用艾灸脾俞来防治经期腹泻和糖尿病，事实上这两种病的根源都在于脾气虚，而艾灸脾俞穴则恰恰起到健脾益气的效果。

中医认为，年轻女性经期腹泻完全是脾气虚的缘故，尤其年轻的女孩子比较常见，因为处于这个年龄段的女孩子为了保持好身材常常会节食减肥，常吃一些青菜水果之类的食物，而远离肉类和主食，时间长了就会使脾虚寒，当来月经的时候，气血就会充盈冲脉、任脉，脾气会变得更虚。因为脾是主运化水湿的，脾不能正常工作了，那么水湿也会消沉怠工，不好好工作，也就不能正常排泄了，所以就会出现腹泻，如果泛滥到皮肤就会出现脸部水肿。可见，要想经期不腹泻就要补脾气，而补脾气最好的办法就是灸脾俞穴。每天坚持灸此穴 3 分钟就能缓解经期腹泻的症状，灸此穴最佳时间应在早上 7 ~ 9 点进行。

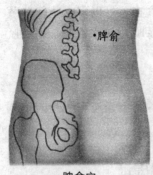

·脾俞

脾俞穴

同样，糖尿病也是脾虚造成的。在中医理论中，能量类似于气，而气是无形的，但无形的气却能承载和驱使身体里有形的血液等物质。血糖是有形物质和无形能量转化的重要中间物，血糖异常则是气血之间的转化异常。因此，无论糖尿病具体可分成多少类型，其最基本的病机就是气血转化的失常，而人体气血转化主要依赖于脾的功能，故治疗糖尿病最基本的就是健脾。治疗糖尿病的灸法多采用艾条悬起灸，每次 10 ~ 20 分钟。每日一次或隔日一次。10 次为一个疗程，每月做一个疗程即可。

【教你快速找穴位】

脾俞隶属于足太阳膀胱经，位于背部，第十一胸椎棘突下，旁开 1.5 寸。

膏肓穴：运动膏肓除百疾

每当形容一个人病无可治时，人们常会用到一个词："病入膏肓"。事实上，膏肓确实是人体的一个部位，指的是心下膈上的脂膜内，与心膈之间的脂膜相对应，位置很深。除此之外，膏肓还是中医里一对重要的穴位，隶属于足太阳膀胱经。

膏肓穴自古以来便是人们常用的保健穴。艾灸膏肓可使人阳气宣通，身体健壮，此穴是补益虚损，宣肺通阳，预防结核、感冒、增强体质的重要穴位。日本民间很流行灸膏肓、风门二穴，一般小儿长到十七八岁时都要灸此二穴，以提高机体的抗病能力，预防结核和感冒。

膏肓灸法是中医针灸学中一种传统的特种灸法，其独特之处就在于首先强调取膏肓穴的体位姿势，务必使两肩胛骨充分分离，"筋骨空处，按之患者觉牵引胸肋中、手指痛，即真穴也。"其次，施灸壮数宜多，"灸至百壮千壮"。不过，结合现代临床的具体情况，一般以十多壮为宜。其三，灸完膏肓穴后必须灸气海、足三里穴，"以引火气实下"，防气火壅盛于上。

　　膏肓灸法虽然操作起来较为烦琐，而且有艾烟熏燎的不便，但对那些尚缺少特效疗法的顽疾仍不失为良法。具体操作方法是：膏肓穴先以大艾炷灸，每次 13 壮；再使患者平卧，取气海、足三里穴，大艾炷各灸 7 壮。若需加灸至阴穴，则与灸膏肓穴同时进行，小艾炷两侧各 7 壮。每天一次，15 天为一疗程，疗程间休息 3 天。

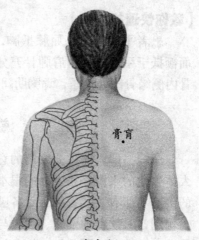

膏肓穴

　　除此之外，中医典籍中还曾有"运动膏肓穴，除一身疾"的说法。建议经常伏案、用电脑的人多做下面几个动作，既可益寿延年，还对肩周炎、慢性支气管炎、肺气肿、颈椎病有一定的防治作用。

　　（1）肘部弯曲，分别向前向后转摇肩关节各 50 次，一日三次，这样可带动肩胛骨上下旋转，以运动背部的膏肓穴。

　　（2）两脚平行站立，两膝微曲，腰直，胸平，两手握拳，两臂缓缓抬起到胸前与肩平，然后用力向后拉至极限，使肩胛骨尽量向脊柱靠拢，挤压两侧膏肓穴，略停 1 至 2 秒钟，再恢复原姿态，后拉时深吸气，回收时呼气，动作在水平面缓慢进行，动作到位，使背后有酸胀、出汗的感觉。

　　（3）把椅子反过来坐，人趴在椅背上，充分展开两个肩胛，两个肩胛骨向后挤压，就是在挤压膏肓穴。

　　同时，膏肓穴也是一个警示穴，当我们疲惫不堪、全身无力的时候，这时候的身体信号就在提醒我们的五脏已经很脆弱了，需要好好休息调理，不要等到身体到了不可挽回的地步才重视。当我们越来越健忘、越来越瘦弱、越来越容易盗汗，就说明身体在走下坡路，五脏已经疲惫不堪了，需要好好休息。这个时候我们不妨停下手头的工作，认真地调理自己的身体，刺激膏肓穴。轻轻地按揉几分钟，闭目养神一会儿，好让身体恢复元气。

【教你快速找穴位】

患者平坐床上，屈膝抵胸，前臂交叉，双手扶于膝上，低头，面额抵于手背，使两肩胛骨充分张开，在平第四胸椎棘突下，肩胛骨内侧缘骨缝处按压，觉胸肋间困痛，传至手臂，即是膏肓穴。

命门穴：滋肾壮阳保健穴

命门，即人体生命之门的意思，该穴是先天之气蕴藏所在，是人体生化的来源，是生命的根本。对男子所藏生殖之精和女子胞宫的生殖功能有重要影响，对各脏腑的生理活动起着温煦、激发和推动作用，对饮食的消化、吸收与运输，以及水液代谢等都具有促进作用。近代中医的观点，多认为命门藏真火，而称之为命门火。

命门穴是滋肾壮阳、养生保健的重要穴位。根据中医文献记载，刺激命门穴常用于治疗腰痛、耳鸣、头痛、神经衰弱、阳痿、遗精、早泄、泄泻、遗尿、脱肛、月经不调、痛经、赤白带下、腰脊强痛、膝冷乏力、下肢麻痹等病症。现在，临床则常用于治疗脊椎炎、腰椎肥大、截瘫、小儿麻痹后遗症、贫血、消渴、硬皮病、荨麻疹、盆腔炎、子宫内膜炎、不孕症、血栓闭塞性脉管炎、阴部湿疹、皮肤肿瘤等疾病。

如果采用艾灸方法来刺激命门，可以有以下四种方式。

（1）艾炷直接灸：采用无瘢痕灸 10 ~ 15 壮，每周 1 次，1 个月为一个疗程，可连续灸 1 ~ 3 个疗程。

（2）艾条悬起灸：温和灸 10 ~ 20 分钟，每日或隔日 1 次，连续灸 3 ~ 6 个月为一个疗程。

（3）隔附子灸：每次 3 ~ 5 壮，每日或隔日 1 次，连续灸 1 个月为一个疗程。

（4）隔姜灸：每次 3 ~ 7 壮，每日或隔 2 日 1 次。此种方法最适宜肢冷腹寒、阳气不足的患者。

除了艾灸之外，掌擦命门穴也可起到强肾固本、温肾壮阳、强腰膝固肾气、延缓人体衰老等功效。采用这种方法，还可疏通督脉上的气滞点，加强与任脉的联系，可以促进真气在任、督二脉上的运行，并能治疗阳痿、遗精、腰痛、肾寒阳衰、行走无力、四肢困乏、腿部水肿等症。其方法为：用掌擦命门穴及两肾，以感觉发热发烫为度，然后将两掌搓热捂住两肾，意念守住命门穴约10分钟即可。

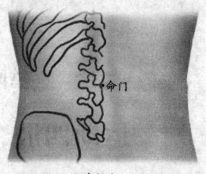

命门穴

还有一种采阳消阴法，也是对命门的有效锻炼，方法是背部对着太阳，意念太阳的光、能、热，源源不断地进入命门穴，心念必须内注命门，时间约15分钟。

【教你快速找穴位】

命门穴位于后背两肾之间，第二腰椎棘突下，与肚脐相平对的区域。取穴时采用俯卧的姿势，命门穴位于腰部，当后正中线上，第二腰椎棘突下凹陷处。指压时，有强烈的压痛感。

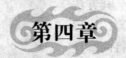

第四章

运动四肢，不可不调

尺泽穴：肺部健康守护神

尺泽穴，又名鬼受、鬼堂，最早出自《灵枢·本输》，为手太阴肺经的合穴。尺，"尸"（人）与"乙"（曲肘之形象）的合字，指前臂部。泽，浅水低凹处。因其位置特点而名。《黄帝内经·明堂》杨上善注："泽，谓陂泽水钟处也。尺，谓从此向口有尺也。尺之中脉注此处，留动而下，与水义同，故名尺泽。"由于尺泽穴对肺部疾病有特效，整个呼吸的不适都要靠尺泽穴来减缓，所以它被称为身体里肺部健康的守护神。

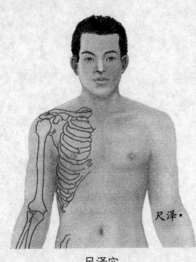

尺泽·

尺泽穴

我们知道，一般肺部如果出问题，不外乎就是咳嗽、喘、咳痰，上火以后甚至会出现干咳、咯血的症状，尺泽穴是手太阴肺经的穴位，而且是"合"穴，《四总穴歌》中不是说"合"穴治内腑吗？所以，但凡你觉得有些咳嗽、气喘，或者是经常容易感冒的，平时总感觉胸部胀满，还有爱抽烟的朋友想保护保护你的肺的话，那么，坚持刺激尺泽穴就是非常好的保健方法。艾炷灸3~5壮，艾条灸5~10分钟。

在日常生活中，灸尺泽还常常被用来治疗儿童感冒咳嗽。儿童感冒有一个特点，很容易遗留咳嗽症状，即当感冒的其他症状消失后，往往还会有咳嗽，并且有的孩子咳嗽的持续时间还很长，甚至数十日都是很常见的。这是什么原因呢？原来，儿童的身体特点与成人是不同的，相对来说，他们"易损，易养，易乱"，易损就是说身体娇柔，容易损伤；易养的意思是说，身体处于生长旺盛时期，补养靠平日饮食就行了，而不必刻意使用补药；易乱就是气机变化迅急不定，由于这个原因，小儿在病邪祛除之后，肺气没有立即通畅，从而导致感冒后遗留咳嗽症状。此时，灸尺泽可谓对症施术。其方法为：悬灸，以感觉温和为度，每次 10 ~ 20 分钟，每日 1 ~ 2 次，最好是晨起后 1 小时和入夜后 1 小时各 1 次，咳嗽症状消失后即可停止治疗。

关于尺泽之名的由来，还有一种说法：尺在这里暗指肾的意思，泽是雨露的意思，就是恩泽、灌溉，尺泽意思就是补肾的穴位。因此中医认为，尺泽穴是最好的补肾穴，通过降肺气而补肾，最适合上实下虚的人，高血压患者多是这种体质。肝火旺，肺亦不虚，脾气大但很能克制自己不发火的人常会感到胸中堵闷，喘不上气来。此时可按摩肺经的尺泽穴。值得注意的是，按揉本穴时，用力要大，这样才能有好的效果；儿童除外，不可太过用力。同时，按揉本穴时也不宜时间过长，每天 3 ~ 5 次，每次 2 ~ 3 分钟即可。

【教你快速找穴位】

尺泽穴位于肘部横纹中，肱二头肌腱桡侧凹陷处，可将手掌向上，微屈肘，在肘横纹上，肱二头肌腱桡侧缘处取穴。

少海穴：肘部损伤修复穴

在人体当中，有很多以"海"命名的穴位，如气海、血海等，什么意思呢？海，可想而知，容量很大的，用在这里是形容气血很足，说明这个穴是储藏气血的地方。那么少海呢？难道是少量的气血吗，肯定不是。在这里，少对应的是本条经络——少阴经，是少阴经的合穴。我们知道，合穴是气血汇聚的地方，大多为泉、为池、

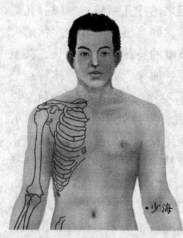

少海穴

为海。少海穴在肘横纹内侧端与肱骨内上髁连线的中点处，处于一个凹陷的地方，就像水流入海一样，所以称为少海。少海穴有理气通络、益心安神、降浊升清的功效。

少海穴有一个最大的作用就是治疗网球肘、高尔夫肘。高尔夫和网球是很高雅的运动，在商务活动中起着很好的媒介作用。但是，经常打球的人，常常被一个问题困扰着，因为打球的时候经常会挥动手臂，会造成肘部一种慢性的损伤。解决这个问题我们可以利用少海穴，打完球后我们将手臂抬起，手握拳自然放在肩膀上，手肘弯曲，肘尖对外，用一根按摩棒在肘尖内侧轻轻揉。因为这里的皮肤比较细腻，为防止擦破皮肤，可以事先点一两滴橄榄油。少海穴是治疗因为肘部运动过度而引起的高尔夫球肘、网球肘的绝佳处方。

除此之外，现在很多人都有颈椎病的困扰，甚至十几岁二十岁就觉得脖子僵硬不舒服，甚至可能出现头晕、手麻，经常按摩少海穴就能缓解这些症状。还有的人有网球肘，其实不一定是因为打网球引起的，也可能是经常挥动手臂，造成肘部损伤，这时利用少海穴就能有效地治疗这种疾病。

少海穴刺激注意事项：

（1）在按压本穴的时候，用力要适中，按时要逐渐加力，不可用猛力；

（2）本穴每次施治时间 3 ~ 5 分钟，每天 2 ~ 3 次左右；

（3）刺法：直刺 0.5 ~ 1.0 寸，局部酸胀，有麻电感向前臂放散；

（4）灸法：艾炷灸或温针灸 3 ~ 5 壮，艾条灸 10 ~ 15 分钟。

【教你快速找穴位】

屈肘，少海穴在肘横纹内侧端与肱骨内上髁连线的中点处。

阳溪穴：攻克手肩综合征

阳溪别名中魁穴，穴位于手背上，就是指阳气的溪流。阳，热也、气也，指本穴的气血物质为阳热之气。溪，路径也。该穴名意指大肠阳溪穴经经气在此吸热后蒸升上行天部。本穴物质为合谷穴传来的水湿风气，至此后吸热蒸升并上行于天部，故名。阳溪穴有清热散风、通利关节的功效，主治狂言喜笑、热病心烦、胸闷气短、厥逆头痛、耳聋耳鸣、肘臂不举、喉痹、痂疥等症。

阳溪最大的作用就是可以治疗手肩综合征，也就是手腕、手肘、肩膀等部位疼痛。如果手肩部酸痛，有一个非常好的方法，用右手握住左手的腕部，同时左右握拳，用拳头前后晃动，这样来帮助腕部的活动。在腕部活动的时候也能很好地刺激阳溪穴。

现代人的生活中离不开电脑，但是长期使用电脑的人经常在电脑前一坐就是很长的时间，长时间保持固定的姿势会使肩臂部甚至手指的肌肉僵硬，这都是气血流通不畅惹的祸。很多人在缓解腕部酸痛的时候都会活动活动手腕，其实做这个动作就是在刺激自己的阳溪穴，促进气血的流通。在临床中，医生也常常利用阳溪穴治疗腱鞘炎、中风半身不遂、腕关节及其周围软组织疾患等。

许多白领常因工作压力大，出现白天头痛、头昏、全身无力想睡觉，但晚上又心烦意乱睡不着。怎么办？点点阳溪穴！操作时可先用右手食指尖点按左手阳溪穴，先点按不动，然后指尖不离位全手转动，时间 3～5 分钟。之后换左手食指点右手阳溪穴，方法同上。每天早晚各一次。对头痛、目赤肿痛、耳聋、耳鸣、齿痛、咽喉肿痛、手腕痛以及失眠、头晕、胸闷、心烦等病症有很好的疗效。

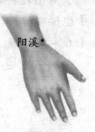

阳溪·

阳溪穴

下面，再为大家说一说使用阳溪穴的注意事项：

（1）按摩本穴时，手要自然放松，不要紧张弯曲，以防影响到效果；

（2）儿童按摩时要适度，不要用力太大；

（3）每次按揉 2～3 分钟，每天施治 2～3 次；

（4）刺法：直刺 0.5 ~ 0.8 寸；

（5）灸法：艾炷灸 3 ~ 5 壮，艾条灸 10 ~ 20 分钟。

【教你快速找穴位】

阳溪穴在腕背横纹桡侧，手拇指向上翘起时，当拇短伸肌腱与拇长伸肌腱之间的凹陷中。

腕骨穴：治疗糖尿病要穴

腕骨穴为手太阳小肠经腧穴。腕，穴所在部位为手腕部也。骨，水也。该穴名意指小肠经经气行在此冷降为地部水液。本穴物质为后溪穴传来的天部水湿之气，行至本穴后散热冷降为地部的水液，故名。

腕骨穴具有舒筋活络、泌别清浊的功效，不仅是治疗上肢疾病的常用穴位，还可以用来治疗糖尿病等口渴等症状。因为糖尿病人的小肠功能是紊乱的，而腕骨穴是小肠经的一个原穴，所以它就可以调整小肠的功能，对糖尿病有很好的效果。

糖尿病患者不能喝茶、饮料、酒，要多喝白开水。红茶有脱钙作用，茶、饮料含有脱水剂。治疗手法：在无名指的桡侧，用另一只手拇指轻轻地从指尖向指根推动，推 4 分钟，越轻越好。另一只手也推 4 分钟。再在手部腕骨穴顺时针方向旋转揉 3 ~ 4 分钟。双手 6 ~ 8 分钟。

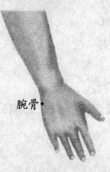

腕骨·

腕骨穴

高血压是一种以动脉血压升高，尤其突出的是舒张压持续升高的全身性慢性血管疾病，主要与中枢神经系统和内分泌液体调节功能紊乱有关，也与年龄、职业、环境、肥胖、嗜烟等因素有关。中医理论认为主要由于肝肾阴阳失调所致。

具体治疗方法：治疗高血压要按压腕骨、血压反应区、落零五、心包区、合谷、阳溪。手法是用力按压。用一束牙签强刺，会获得更好的疗效。

良好的心脏功能，是保证血脉通畅的必要

条件。所以要促进全身血液循环，必须加选手心的心包区，手背的腕骨穴的按摩、刺激才奏效。在体检或是定期检查时，如果医生说你的血压高，应立即开始做穴位疗法，用牙签刺激穴位，按摩穴位，很快血压就出现下降。每天坚持治疗，血压会逐渐下降。

腕骨穴又是祛湿的要穴，如果你觉得体内有湿热，有风湿证，揉腕骨穴效果会很好。实际上，腕骨穴是靠通利二便来祛湿的。所以还可以治疗便秘。

【教你快速找穴位】

在我们的掌根下有一条掌横纹，侧面有一根骨头，这根骨头前边的凹陷就是腕骨穴。

手三里穴：消除疼痛首选穴

很多人都已经非常熟悉足三里这个穴位了，认为养生益寿的重要方法就是要刺激足三里。其实，手三里和足三里都是对人体比较重要的穴位，二者相辅相成。

手三里穴，别名三里、鬼邪、上三里，因为它能通知上、中、下三部的疾病，所以称为三里。手，指穴所在部位为手部；三里，指穴内气血物质所覆盖的范围。"手三里"穴名意指大肠经冷降的浊气在此覆盖较大的范围。本穴物质由上廉穴传来，上廉穴的水湿云气化雨而降，在手三里穴处覆盖的范围如三里之广，故名手三里。

总结起来，手三里具有以下三大功效。

（1）消除牙痛、面颊肿痛。手三里穴是手阳明大肠经的穴位，通常，牙痛、面颊肿痛都是由于胃肠有实热所导致的，因此，时常有类似症状的读者可以点按手三里穴，还可以配合之前提到的合谷穴一起点按效果会更好。

（2）消除腹胀、吐泻等胃肠不适。因为手三里穴是手阳明大肠经的经穴，治疗胃肠不适本来就是它的职责所在，因此，常常出现腹胀，尤其是吃过饭后腹胀明显的读者，可以点按手三里穴，当然，还可以配合之前提到的内关穴，效果会更明显。

（3）消除手臂麻痛、肘部肌肉痉挛无力等。因为手三里穴的位

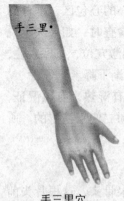

手三里·

手三里穴

置就在手臂靠近肘关节处，对于手臂麻痛、肘部肌肉痉挛无力这些症状的治疗属于近治作用，因此，当你感到手臂麻痛、肘部肌肉痉挛无力等，总之是胳膊怎么着也不得劲，就可以按摩手三里穴，效果不错。

手三里穴点按方法：顺时针方向按揉100次有泻火、攻邪的作用，起到泻火、镇痛的效果。逆时针方向按揉100次则是调补气血，有补益之功，起到调养、止痛的效果。除此之外，按揉手三里有个很简单的方法，就是将一侧的手臂放在桌面上，然后将另一侧的手肘放在穴位上，用手肘来轻轻地按揉此穴。

大家去医院后很可能会需要打针、抽血、输液，这些都对身体有点小的损伤，出血和疼痛是很常见的，用拇指弹拨手三里这个穴位，可以很好地缓解不舒服的感觉。

【教你快速找穴位】

手三里在前臂背面桡侧，当阳溪与曲池连线上，肘横纹下2寸。

曲池穴：调节血压显神功

曲池穴，别名鬼臣、洪池、阳泽，是手阳明大肠经的合穴。曲，隐秘也，不太察觉之意；池，水的围合之处、汇合之所。曲池名意指本穴的气血物质为地部之上的湿浊之气，本穴物质为手三里穴降地之雨气化而来，位处地之上部，性湿浊滞重，有如雾露，为隐秘之水，故名曲池。

曲池这个穴可以用神奇来形容，因为虽然曲池穴是大肠经上的一个穴位，但是曲池穴的作用确实非常广泛，包括现在很多人都困扰的高血压。如果遇到了不知道怎么治疗的疾病，可以先从曲池下手。

在现代社会，高血压患者很多，一般来说，早6点至10点，下午3点至5点这两个时间段是高血压的发作高潮，一定要加以注意。

这里可以教给大家一个小方法，对降血压有很好的帮助。闲来无事的时候，甚至看电视的时候都可以做，先将右手手掌摊开，左臂微微弯曲，用右手的掌侧，来敲打左手的手肘处，也就是曲池穴所在位置。这样敲打，可以同时刺激曲池以及它旁边的穴位，对于我们右臂也有一个很好的锻炼作用。如果觉得无聊的话，还可以合着节拍来，用手掌敲两下，换成握拳的姿势，可以增加趣味性，像在做一个手部的体操一样，不知不觉就刺激了曲池，平稳了血压。

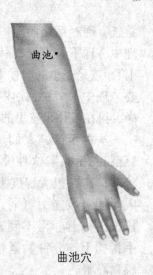

曲池穴

除了降血压之外，曲池还有其他一些功效，下面一一介绍给大家。

（1）治疗咽喉肿痛、齿痛、目赤肿痛：阳明经所属脏腑是脾胃，咽喉为脾胃的门户，因此，咽喉肿痛、牙龈、牙齿肿痛等相关的口腔内的疾患，曲池穴是可以治疗的。

（2）治疗隐疹、热病、癫狂：曲池穴本身的作用可以清热降火，因此对于一些个热病、血热引起的皮肤疹疾还有热病导致的神昏甚至癫狂，都可以通过刺激曲池穴来治疗。

（3）治疗腹痛、吐泻等肠胃疾病：这其中的道理太简单了，曲池穴本身就是手阳明大肠经的穴位，而且又是特殊的合穴，合治内腑，因此，对于肠胃疾病选择按压刺激曲池穴是最合适不过的了。

（4）治疗上肢不遂、手臂肿痛：因为曲池穴的位置在肘关节附近，因此，由于穴位的近治作用，完全可以治疗上肢、手臂的不适。

【教你快速找穴位】

曲池穴是位置在屈肘成直角，位于肘横纹外端与肱骨外上髁连线的中点处。

足三里穴：人体第一长寿穴

足三里是足阳明胃经的主要穴位之一，它具有调理脾胃、补中益气、通经活络、疏风化湿、扶正祛邪之功能。"三里"是指理上、理中、理下。胃处在肚腹的上部，胃胀、胃脘疼痛的时候就要"理上"，按足三里的时候要同时往上方使劲；腹部正中出现不适，就需要"理中"，只要往内按就行了；小腹在肚腹的下部，小腹上的病痛，得在按住足三里的同时往下方使劲，这叫"理下"。

从古至今，人们一直非常重视足三里穴的保健作用，中医有"肚腹三里留"这种说法。现代人通常气血不足，身体处于亚健康状态，这在很大程度上都是受了消化不好的影响。胃肠功能不好，人体的吸收能力就弱，吃进身体里的食物经常因为无法吸收而直接排出，营养得不到充分利用，身体自然就不好。所以，每天用手指揉上 5 分钟，坚持十来天，食欲就会有改善，身体也会明显感觉舒服。

按揉足三里穴能预防和减轻很多消化系统的常见病，如胃十二指肠球部溃疡、急性胃炎、胃下垂等，解除急性胃痛的效果也很明显，对于呕吐、呃逆、嗳气、肠炎、痢疾、便秘、肝炎、胆囊炎、胆结石、肾结石绞痛以及糖尿病、高血压等，也有很好的作用。

按揉足三里要遵循"寒则补之，热则泻之"的原则，如果胃部不适或病症是因为受了寒气，手法上的指腹方向就得往上，如果是暴饮暴食而引起的胃痛、腹部不舒服，手法上的指腹方向就得往下，通过泻法来排出淫邪之气。按压时，用大拇指指腹稍用力，分别对准两腿足三里穴，先按顺时针方向旋转按压 50 次后，再逆时针方向按压 50 次，至皮肤有热感，病症消失。病症严重者按这个方法，每天进行 3 次左右的按压，连续两三天，胃痛症状就会明显减轻。

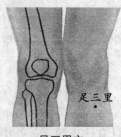
足三里

足三里穴

刺激足三里也可用艾灸，就是把艾炷直接放在穴位上面灸，皮肤上面不放置任何导热的东西。这样对提高人体自身免疫力有好处，对于那些由于机体免疫力下降导致的慢性疾病效果很好，比如哮喘。每星期艾灸足三里穴 1 ~ 2 次，每次灸 15 ~ 20 分钟，艾灸时让艾条离皮肤 2 厘米，灸到局部的皮肤发红，缓慢地沿足三里穴上下移动，注意不要烧伤皮肤。

还可以用手或按摩锤经常按揉敲打足三里，每次 5 ~ 10 分钟，做到使足三里穴有一种酸胀、发热的感觉即可。

总之，不管使用哪种方法，一定要每天都坚持，并按要求去做。每天花上几分钟就能换来身体健康，非常值得。

【教你快速找穴位】

从下往上触摸小腿的外侧，右膝盖的膝盖骨下面，可摸到凸块（胫骨外侧髁）。由此再往外，斜下方一点之处，还有另一凸块（腓骨小头）。这两块凸骨以线连接，以此线为底边向下作一正三角形。而此正三角形的顶点，正是足三里穴。

足临泣穴：亚健康最大克星

足临泣穴，在足背外侧，人在低头站立哭泣的时候，大颗大颗泪珠落下来，正是落在这个位置，所以称之为足临泣。足，自然指脚；泣，古语说与"涩"相通，也就是凝滞不通的意思。所以这个穴位最大的作用就是疏通气血，防止瘀滞。

足临泣是人体足少阳胆经上的主要穴位，可以主治：目赤肿痛、胁肋疼痛、月经不调、乳痈、足跗疼痛等，还包括胆经头痛、腰痛、肌肉痉挛、眼疾、胆囊炎、中风、神经官能症等。除此之外，对于很多意想不到的疾病，足临泣都有不错的效果。特别是现代生活中亚健康状态下出现的一些疾病，说大不大说小不小，说不大是因为去医院通常会建议注意休息，说不小是因为这些小毛病确确实实对人体产生了不舒服的感觉。这时候找到足临泣，一定帮你解决难题。

下面就是两个实际应用中的例子。

1. 治疗肋间神经痛的穴位及指压法

由胸部到侧腹或是由背部到侧腹，如果产生强烈疼痛，那么在转身、大声笑、深呼吸、打哈欠时都会感到痛苦难当，这就是肋间神经痛。

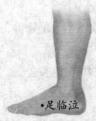

•足临泣

足临泣穴

所谓肋间神经，是沿着胸部肋骨，由背后经过侧腹，一直到胸前的神经。肋间神经痛就是沿着这条神经，经胸部、腹部呈半环状的强烈疼痛。

肋间神经疼痛的原因是由于脊椎生病或是胸膜黏合，但还有其他尚无法了解的原因。其他如肝脏病是原因之一。突发性、真性的肋间神经痛原因至今仍然一无所知，但是症状却是非常了解。这种疼痛会因咳嗽或呼吸强弱而定，严重时可能会形成呼吸困难。一般是吸气感到痛苦，吐气则可。但应该注意的是，有时误认为是肋间神经痛，但其实是肋膜炎或狭心症。

真性的肋间神经痛有三种特征。一是背骨侧面即是压痛点，二是腋窝即是压痛点，三是胸侧面即是压痛点，只轻轻一压疼痛难当。

为了防止肋间神经突发性疼痛，必须用以下的穴道指压法，这种方法在病发半年内能即刻治愈，如果病发数年的话，只要持之以恒也能治愈。

在手背距横纹三指处有外关。在小脚趾和第四趾之间用指尖向上搓，到了尽处就是临泣穴。指压时只要在这两处穴位上，一面缓缓吐气一面轻压6秒钟，左右各按10次就能去除疼痛。

肋间神经痛有时不只限于胸部，连背部和肚子也有疼痛的可能。在这种情况下，只要用穴道指压法就可奏效。如果想提高效果的话，在指压前先用温湿布覆盖患处。如果治疗后还感到相当疼痛，则再用温湿布擦患处，重新指压一次就可减轻疼痛。

2. 去除穿高跟鞋的倦累感的穴位及指压法

女性时常诉苦穿高跟鞋倦累异常，穿着不自然的鞋子走路，产生倦累感是难免的。现在奇装异服纷纷出笼，并且不分老幼都有用鞋子来配合服装的倾向；有些人想使自己变"高"，于是便穿高跟鞋。

本来鞋子选用的目的是为了保护脚部，现在为了美观，才会导致脚痛、脚累、骨骼变形等。能支撑体重，能稳健地行走，这样的脚才有利于健康。因此应该尽量选择适合自己脚形的鞋子，这才是最科学的方式。但事实并非如此，鞋子追随流行早已经变成了根深蒂固的观念。

"人类是鞋子的奴隶。"现在的确是有这种倾向。穿上高跟鞋使自己的脚变形，借助鞋来增高自己，实际上并非用脚站立，而是用脚尖站立，因此脚尖使劲日久，关节就会变弯曲，由于趾节骨、中足骨、脚腕关节等受到不良姿势的压力，所以会感到疲倦。生活中我们的确应该懂得点儿去除穿高跟鞋的倦累感的常识。

治疗穿高跟鞋倦累感，只要指压"临泣"就有效。所谓临泣穴是脚部，小趾和第四趾根中间向上 4 厘米左右之处，只要一边吐气一边强压 6 秒钟，重复 20 次即可。

不论你穿高跟鞋是否感到倦累，最好采用刺激足临泣的方法，如果不加按摩，倦累感由小积大，到时候就很难恢复了。这种去除穿高跟鞋的倦累感的办法，可以说是预防日常疾病的一个重要常识。

上面的两种情况是足临泣非常常见的用法，当然人体的神医功能要远远超过这两种情况，所治疗的疾病也非常广泛。可以一边按压足临泣，一边仔细体会，感觉一下身体的变化，也许就会发现足临泣更加重要的作用。

【教你快速找穴位】

足临泣位于人体脚背的外侧，足临泣位于第四、五跖骨结合部前方，小趾伸肌腱外侧凹陷中。

涌泉穴：益寿延年养肾穴

涌泉穴是足少阴肾经的第一个穴位。涌，外涌而出也。泉，泉水也。古人把经脉比作河川，气血就好像是流淌其中的水流，人体有很多与水相关的穴位名称，比如说"肩井""太溪""涌泉"等。这些穴位名称形象地描述出了气血的状态。《黄帝内经》中说："肾出于涌泉，涌泉者足心也。"意思是说：肾经之气犹如源泉之水，自此不断涌出，流向全身各处。这就是涌泉穴的意思。

涌泉穴不仅是肾经的起始穴位，同时也是心、肾两条经相交接的地方，因此涌泉穴可以治疗和肾、心有关的多种疾病。肾为先天之本，是人体生命的原动力，五脏六腑要想正常工作，都离不开肾，所以肾经和肾的功能联系非常广泛，作用非常强大。涌泉穴的功能自然也很强大，可以补肾填精、益髓壮骨，可以治疗肾及其经脉循行部位的病症，以及与肾有关的肝、脾、胃、心、肺等脏腑及骨、髓、脑的病症。具体来讲，有失眠健忘、头晕眼花、烦躁不安、精力减退、倦怠乏力、腰膝酸软、耳鸣耳聋，以及妇科病、男科病、神经衰弱、高血压、低血压、便秘、腹泻、咽喉肿痛等几十种病，这比任何一种药物的功能都强大，而且绝对安全，没有副作用。

涌泉穴是身上常用的穴位，而且有"长寿穴"之称。这里还有个小故事：相传在古代广东、福建地区曾有瘴气流行，这是一种有毒的气体，能引起疟疾，很多人都得病了甚至因此而丧生，但有个武将却多年安然无恙，而且面色红润，腰腿轻快。后来人们终于发现了其中的秘密，原来，他每天清晨就起床打坐，盘腿而坐，两脚脚心相对，把双手擦热后不停地摩擦涌泉穴，直到身体微微出汗为止。之后，很多人都效仿他，不仅很少得病，而且就连多年的老毛病也不治而愈。

按摩涌泉穴之所以能防治各种疾病，尤其是老年性的哮喘、腰膝酸软、头痛头晕、便秘等病效果较明显，这是因为：第一，人体的经络系统内连脏腑，外络肢体，沟通了人体的内外上下，涌泉穴是肾经的第一个穴，也是心经和肾经交接的地方，按摩涌泉穴就可以达到对肾、肾经及全身起到整体性调节的目的。第二，人体的双脚有着丰富的末梢神经，以及毛细血管、毛细淋巴管等，通过按摩，可以促进局部血液、淋巴液的循环，从而对全身的新陈代谢起到促进作用。第三，由按摩时摩擦产生的热感对身体也是一种良性刺激。俗话说："若要老人安，涌泉常温暖。"说明了对涌泉的热刺激可以改善身体状态，对老年人尤其有益。

涌泉穴在人体养生、防病、治病、保健等各个方面都显示出它的重要作用。经脉就像是一条大河，每条河流都有自己的发源地，涌泉就是肾经的源头。别

——涌泉

涌泉穴

小看这涓涓细流，这里涌出的可是生命的力量，滋养着身体，这里就是生命的泉眼。

【教你快速找穴位】

在人体的脚底，不算脚趾的部分，脚掌的前 1/3 那里有个凹陷，这就是涌泉穴的位置。你可以看一下脚底，会发现在脚掌前 1/3 处，有个像"人"字一样的纹路，在这个"人"字的交叉位置的凹陷处就是涌泉。

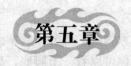

第五章

一学就会的经络养生操

捏脊——增强免疫力的经络保健法

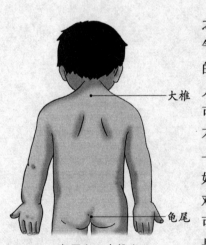

龟尾穴、大椎穴

《黄帝内经》里说，督脉是诸阳之会，人体阳气借此宣发，它是元气的通道。我们经常会说"挺直你的脊梁"，就是因为那里最能够展现人的精气神，所以，打通督脉，是可以增强体质，祛除许多疾病的。不过要怎么去打通它呢？捏脊就是一个非常不错的方法。捏脊能够很好地调节脏腑的生理功能，特别是对胃肠功能具有非常好的调节作用，可以有效地提高身体的抵抗力。但是在实际操作的时候，捏脊是需要得到家庭当中其他成员的帮助的。

具体的操作方法如下：

取俯卧位，然后让家人用双手的拇指、中指和食指指腹，捏起你脊柱上面的皮肤，然后轻轻提起，从龟尾穴开始，一边捻动一边向上走，直至大椎穴为止。从下向上做，单方向进行，一般捏3～5遍，以皮肤微微发红为度。

在为家人捏脊的时候，一定要注意以下几点：

（1）应该沿着直线捏，不要歪斜。

（2）捏拿肌肤时要注意松紧适宜。

（3）应该避免肌肤从手指间滑脱。

除此之外，还有一个打通督脉的方法就是暖脊功，这其实是瑜伽的一种功法，在这里可以借用一下。很简单，就是抱成团，在地上打滚。不是真的滚，而是脊椎受力，以头臀为两头，像小船似的两边摇，这个方法非常有效，大家可以试一下。另外要在地板上做这个动作效果才会好，在床上，特别是在床垫上做则没有什么效果。

甩手功帮你气血通畅，告别慢性病

"甩手疗法"又称"甩手功"，是由古代的"达摩易筋经"演变而来。"易筋"的意思就是使微病之筋变为强壮之筋，使有病的人慢慢痊愈，无病的人体质健壮。甩手功可以活动手指、手掌、手腕、足趾、足跟、膝部的 12 条筋脉，使气血良好地循环，很多病也就不治而愈了。

甩手动作相当简单，身体站直，双腿分开，与肩同宽，双脚稳稳站立，然后，两臂以相同的方向前后摇甩，向后甩的时候要用点力气，诀窍就是用三分力量向前甩，用七分力量向后甩。练功时，要轻松自然，速度不要过快，刚开始可以练得少一些，然后慢慢增加次数，否则一下子就会产生厌倦感。

这种甩手功会牵动整个身体运动起来，从而促进血液循环，虽然做起来有些枯燥，但是，健康的身体恰恰来源于每天的坚持。

1. 甩手治眼病

《内经》中说"目受血而视"，所以眼睛的问题其实就是血的问题，气血如果不能到达眼睛，必然会引发各种病变。甩手功就是要让气血流动起来，到达身体各个部位，以供正常生命活动所需。

若患高血压影响了眼睛，经过甩手后，血压恢复正常，眼镜也可以不用戴。

患白内障者，每日甩两次，早甩 800 下，晚甩 1000 下，4 周以后可以见疗效。

眼睛有沙眼、有色盲、眼皮上生小瘤，甩手后体质增强，也能促进眼疾康复。

2. 甩手治半身不遂

半身不遂和中风、高血压、关节炎往往联系在一起，这是因为身体内部气血不平衡，影响分布，使经络、肌肉、骨节起了变化。

高血压的特点是两边脉压不一样，一边高（多），一边低（少），有的每分钟相差 20 跳、10 跳，往往一边手脚有酸、痛、麻木的反应。实质上，上下往往也有问题，上边是充血，下边是血气走不到。甩手对此病有特效，还可以防止中风。

甩手功对半身不遂有特效，因为半身不遂是头重脚轻即上实下虚，而甩手可以平衡体内气血分布，从而对半身不遂产生特效。

练甩手功一段时间后，会出现流汗、打嗝及放屁等现象，这就表明体内的气已经通了，气通了，身体自然就轻松了。

甩手功动作并不难，难的是坚持。如果工作比较繁忙，可以在每天晚饭前的几分钟甩一甩手，工作的间隙也可以做一做，如果每天能坚持做 10 分钟，效果会更好。常练甩手功，能甩掉亚健康，甩出好身体，让你神清气爽、身心通透、容光焕发。

揉腹——润肠通便，告别亚健康

有些上班族的精神状态很不好，天天无精打采，头昏脑涨，食欲不振，还总是失眠，导致工作业绩严重下滑，领导很不满意。去医院检查也查不出什么结果，可就是不舒服，总感觉身心疲惫。其实，这些都是身体处于亚健康状态的临床表现。

亚健康，即指非病非健康状态，是介于健康与疾病之间的状态，如果把健康和疾病看作生命过程的两端的话，那么它就像一个两头尖的橄榄，中间凸出的一大块，正是处于健康与有病两者之间的过渡状态。亚健康状态也是很多疾病的前期征兆，如肝炎、心脑血管疾病、代谢性疾病等。亚健康人群普遍存在"六高一低"，即高负荷（心理和体力）、高血压、高血脂、高血糖、高体重、高血黏度、免疫功能低。

现在国际公认应对亚健康最好的办法是中国的经络按摩法，它无创伤性、无痛苦、无副作用，安全可靠，集保健、医疗于一体。而腹部按摩则可以治愈消化不良、月经不调、习惯性便秘等常

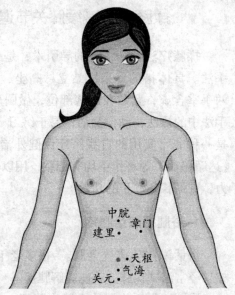

中脘穴、建里穴、天枢穴、气海穴、关元穴、章门穴

见病，还能振奋精神，调整睡眠状态等。

专家认为，腹部是许多重要经脉循行和会聚之所，是人体气血循环、阴阳升降之通道。通过对腹部的按摩，除了可以塑身，还可以防治五脏六腑的病变，并保持十二经脉的气血旺盛、循行畅通，减少废物的滞留，从而对人体各部分起到治疗和调整的作用。主要穴位有中脘、建里、天枢、气海、关元、章门等。

腹部按摩最常见的手法是"二指叠按法"，即两拇指重叠，按的轻重以手下有脉搏跳动和不感觉痛为最佳；另外一法是"波浪式推压法"，即两手指并拢，继而左掌用力向后压，一推一回，由上而下慢慢移动，好像水中的浪花。

处于亚健康状态的人，除了疲劳和不适，不会有生命危险。但如果碰到高度刺激，如熬夜、发脾气等应激状态下，很容易出现猝死，就是"过劳死"。可见，亚健康对上班族的危害是十分严重的，我们应及时树立健康观念，拥有强烈的自我保健意识，还要注意平衡膳食、坚持运动，以杜绝亚健康。

揉膝——减缓膝关节退化，告别风湿病

揉膝疗法源于古老的导引术，是一种实用的自我医疗保健外治手法。具体指的是采取站立、高坐、盘坐、深蹲或者仰卧的姿势，两手掌含虚，紧贴在两膝部位，做圆周揉摩。其手法属于传统按摩手法中的揉法，动作简洁，易于练习。揉膝疗法源于古老的导引术，是一种非常实用的自我医疗保健外治手法，在《武当太极揉膝功》《达摩秘功》等著作中均有记载，用以舒缓和放松，治疗腿膝疼痛无力，有强膝和健步的功效。

1. 浴腿揉膝治腿疼

俗话说："人老先老腿。"很多老年人都有不同程度的腿部疾病，如果经常浴腿揉膝，就能缓解腿疾。

浴腿：两手先紧抱左腿大腿根，用力向下擦到足踝，然后再擦回大腿根。如此上下来回擦10次，右腿也擦10次。

腿是担负上体的骨干，有3个关节，而且是足三阳经和足三阴经的经络要路。因此，浴腿可使关节灵活，腿肌增强，有助于防治腿疾。

揉膝：两手掌心紧按两膝，一齐先向左旋转10次，再向右旋转10次。膝关节内多韧带、肌腱和关节囊，所以恶湿怕寒。如能经常左右揉擦，有助于防治关节炎等难治之症。

2. 包揉膝盖髌骨，松解关节粘连

先找到髌骨，髌骨就像一个壶盖，扣在人们的膝关节上面。找到它以后，用一个手掌或者是两个手掌包压在髌骨的上方，然后由轻到重慢慢用力，来回揉，做3分钟左右就可以了。此手法可以松解粘连，因为膝关节病容易导致肌肉之间或者韧带之间粘连，通过揉动，可以让粘连分开，疼痛就会消失。

3. 过力揉膝不可取

很多老人都认为猛揉膝盖能减少摩擦感，减轻疼痛，其实，这种做法是没有科学依据的。把双手放在双膝上轻轻揉动，力度轻而柔，像是抚摩，这是一种反射性的保护，会使膝盖感到温暖，消除疲劳，还可增加局部血液循环，对膝关节的确有益。但是，用力过大的按揉则是错误的，这样的动作很可能会加重软骨的损伤，把已经产生病变的软骨磨得更糟，甚至影响软骨下面的骨质，导致疼痛更加严重。所以，由于力量不好把握，老人用力揉膝盖的做法不可取。

送髋——减缓腰背肌肉紧张，通达躯干经络

将双脚自然分开，与肩同宽，挺胸收腹，将髋部微微向前挺，膝关节稍微弯曲，假想会阴部的中点，正好对着两脚心（涌泉穴）连线的中点，这是本套经络保健操的一个特殊动作。

这个动作是这套动作中所独有的，它确实藏有新意，藏有玄机。通过练习这个动作可以减缓腰背部肌肉的紧张性，使脊柱放松，从而有助于躯干经络变得更加通达。

除此之外，将舌尖微微顶住上腭，颈部肌肉保持放松，面带微笑状，这样可以使面部的肌肉处于松弛的状态，双手自然下垂。闭眼，保持起势1～2分钟，并进行平静的呼吸。这样有助于肢体、头面部经络的通畅，也有助于心态的调整和放松，从而有利于进入下面的练功状态。

柔缓画圆运动，疏通全身经络

这个动作可以让全身在柔缓的画圆运动当中疏通全身的经络。

由起势开始，将右腿横跨一步，根据自身的耐受能力，将膝关节弯曲90°～135°呈马步，即骑马蹲式，双臂前伸，双掌五指自然分开呈抱球状，并始终保持抱住假想中"球"的姿势，运用

腰、髋、肩、背的活动，充分向左、右、上、下不同的方向转圈，颈部要随着轻微转动，眼睛要求时时跟随着运球的方向移动，只有这样才能够逐渐达到形、意、神合一的境地，将这套动作重复进行30次。

实际上，这个练习是让全身都在一种柔缓的画圆运动当中疏通全身经络，算是经络保健功的热身环节。实践中，你会感觉平时在闲暇的时候，或者是心情不好的时候，单独练习这个动作，也会收到解乏和轻松全身的效果。

活动手脚，增强气血活动

这套动作尤其适合高血压、糖尿病和轻度冠心病患者进行练习。

保持起势的姿势，将双手前甩过头顶，同时深吸气，接着自然从胸前沿体侧将手向后尽量甩动，双脚同时踮起（提踵），同时呼气，反复进行50～100次。

在进行这套动作的时候，调息是非常重要的，由于上下肢的大肌群均要参加运动，并且还要有深呼吸进行配合，使气血活动增强，经络也自然贯通。

这套动作，尤其适合高血压、糖尿病以及轻度冠心病患者练习。这些慢性病综合治疗的理念主张让大肌群进行小强度、较长时间的运动，从而有利于增强心肌泵力、增加回心血量；有利于扩张外周血管、改善微循环、增加热量的消耗，同时有利于增加机体的平衡性以及协调性，增加上下肢的肌力。对于高血压、糖尿病以及轻度冠心病等慢性病病情的稳定或是缓解，均具有较好的辅助效果。

堵耳朵——改善肾亏，促进内耳血液循环

堵耳朵，是长期流传于民间的一种行之有效的健身方法，"鸣天鼓"的基础上，经过稍加发展演变而来的，有利于改善因肾亏所引起的耳鸣、头痛、头晕和健忘等症状。

具体操作方法为：

（1）用双掌心相向压住双耳郭，将耳郭先摩擦 20 ~ 30 次。

（2）摩擦完双耳郭之后再将其压紧，用双手食指与中指交叉后发力，快速对后脑勺进行弹击，共击 10 下，以自己可以听见"砰砰"的响声为宜。

（3）接下来双掌交替进行"按压—松开"的动作，共进行 20 下，最后一次按压的时间要稍重稍长，并且按完之后快速打开双掌，同时可以听见"嗡"的一声。

其实，这一系列动作就是让耳道反复从密闭的状态突然间变成开放的状态，进而产生气压的快速变化。进行这个练习的时候，巧妙地运用了声音传导和气压的变化，促使内耳血液循环得到改善，对养益听力十分有利。

耳郭上分布着丰富的耳穴，它们是和体内脏腑以及四肢百骸相通的，是机体各种生理或者病理变化的一处重要窗口，而对耳穴进行按摩，也已经成为中医的一种治疗或者是保健的方法。

通过以上这种按摩耳郭和双掌交替对耳郭进行"按压—松开"的动作，可以使耳穴得到尽可能的机械按摩，也能够使内耳得到气压按摩，对于改善机体的脏腑功能是非常有利的，长期坚持练习的话，对于因肾亏所引起的耳鸣、头痛、眩晕、失眠、记忆力减退、健忘和思维能力减退等症都具有一定的疗效，能够收到不错的健身效果。

上下转动——通达气血，保健全身

所谓的上下转动，指的就是转动全身的各个部位，从眼球开始，自上而下直至脚踝，在转动的过程当中，各个部位转动的幅度都要从小逐渐增大，并且要缓慢，方向左右交替，故而转转停停，能够令气血贯穿上下、通达全身。这套动作自上而下刚好要转动六个部位，即包含转眼、转颈、转肩、转腰、转胯和转膝踝 6 个动作。

1. 转眼

转眼可以缓解眼部疲劳。在做这个动作的时候，一定要尽量睁大双眼平视前方，以能够看到远处的绿树最好，维持 10 秒钟，头身保持不动，开始按照"左—上—右—下—左"的顺序缓慢转动，并逐渐将转动的幅度放大，正反方向各转 3 圈后，停下来闭眼休息 5 秒钟，再按照上述过程重复一遍。这个动作可以活动眼部肌肉，加快气血流通，既可以缓解眼睛疲劳，又具有明目的效果。

2. 转颈

转颈能够防治颈椎病。双脚自然分开，与肩同宽，挺胸收腹，双手自然下垂，身体保持不动，开始按照"左—后—前—左"的顺序缓慢转动颈部 10 圈，并逐渐放大转动的幅度，结束时，在后仰位静止 5 ~ 10 秒钟，手后伸。再按照上述过程的反方向重复一遍。这个动作可以活动颈部肌肉，加快气血流通，缓慢牵拉颈肌，从而缓解颈肌疲劳，有助于防治颈椎病。

3. 转肩

转肩可以疏通肩颈部经络，防治颈椎病和肩周炎。双脚自然分开，与肩同宽，挺胸收腹，双掌始终自然贴住大腿外侧，在上下滑动的同时，按照"上—前—下—后—上"的顺序缓慢做耸肩和转肩的旋转运动 10 圈，结束时，双手贴住大腿外侧不动，同时用力挺胸并向前探头，维持这个姿势 10 秒钟，再按照上述过程的反方向，即"上—后—下—前—上"的顺序重复一遍。结束时，仍然需要双手贴住大腿外侧不动，同时用力挺胸并向前探头，维持这个姿势 10 秒钟。这个练习能充分运动和牵拉肩颈部肌肉，令肩颈部经络畅通，防治颈椎病和肩周炎。

4. 转腰

转腰能够防治慢性腰腿痛。双腿分开与肩同宽，缓慢转动腰部，先顺时针，后逆时针，各转 20 圈。在转腰的过程当中，要始终将双手背放在腰部，握拳，并用指掌关节顶住腰骶部脊柱两侧，让腰部产生的旋转力，与双拳指掌关节一直处于按摩状态。每一个方向转腰练习结束时，均需保持双拳顶住腰部前挺、颈部后仰的姿势 10 秒钟，进一步增强腰肌的力量。这个练习可以充分活动和牵拉腰骶部的肌肉韧带，同时对腰骶部的经络进行按摩，有利于经络畅通，对腰肌劳损等慢性腰腿痛的防治具有积极效果。

5. 转胯

转胯可以令泌尿生殖系统变得强壮。双腿分开与肩同宽，膝关节微微弯曲，双手叉髋转动胯部，先顺时针，后逆时针。注意左旋转时，同时提肛，腰部以上要尽量保持正直，基本上只旋转胯部，每个方向转 20 圈。结束时，均需要保持胯部前挺 10 秒钟。这个练习可以充分活动、牵拉会阴部和髋部的肌肉韧带，对泌尿生殖系统的功能产生有益影响。

6. 转膝踝

转膝踝可以疏通下肢经络，预防关节疼痛。双腿分开与肩同宽，膝关节微曲，用两个手掌轻按于两侧膝盖，同时向里、外或者是同方向转动膝踝关节，每个方向转 20 圈。在结束时，双掌要保持稍用力后压的状态，使膝关节尽量保持 10 秒钟伸直状态。这个练习能够令膝踝关节得到活动，令下肢后群肌肉得到牵拉，有利于畅通下肢经络，提高膝踝关节灵活性。

疏通头部经络，防治头晕头痛

掐揉头部，顾名思义，需要又掐又揉，这是一种防治头晕头痛的有效方式，能够很好地疏通头部经络。

这套动作的具体做法为：

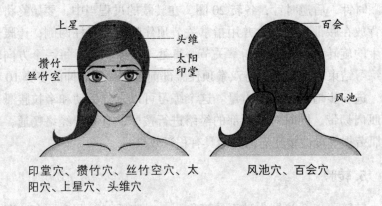

印堂穴、攒竹穴、丝竹空穴、太　　　风池穴、百会穴
阳穴、上星穴、头维穴

（1）将双手五指尖平放在双眉尖至太阳穴一线，轻轻掐揉印堂穴（两眉连线的中点）、攒竹穴（在眉毛内侧端、眼眶边缘处）、丝竹空穴（眉梢处凹陷中）、太阳穴（眉外梢与外眼角之间向后约1寸处凹陷中）等穴位20～30次。

（2）在上述动作的基础上，将两手五指的位置逐渐平行向上，沿"额部—顶部—枕部"的方向一点点推进，每换一个部位，都需要同时用两手五指尖轻轻掐揉20～30次。此外，还要兼顾到加力掐揉上星穴（前发际正中直上1寸）、头维穴（额角发际之上0.5寸）、百会穴（两耳尖直上、头顶正中），推进到枕部后，用双手拇指加力掐揉风池穴（项后、大筋两侧的凹陷中、紧挨着露骨下缘处）20～30次。

这个练习可以疏通头部经络，以及对一般的头痛、头晕、失眠、记忆力减退、健忘、思维能力减退等症都有一定的疗效。

简单的梳理头发动作，蕴藏多种保健功效

这是一个类似于梳理头发的动作，在这个简单的动作当中蕴藏着许多保健功效。它具有护发、提神、醒脑和明目的作用。

具体的操作方法是：将双手五指微微张开，从前向后对头发进行100次的梳理。

梳理过程中，应指掌并用，连梳带刮，有意让指力经过印堂穴（两眉连线的中点）、上星穴（前发际正中直上 1 寸）、头维穴（额角发际之上 0.5 寸）、百会穴（两耳尖直上，头顶正中）、风池穴（项后，大筋两侧的凹陷中，紧挨着颅骨下缘处）等穴，尤其是梳理到头顶往后下方向时，即改用双掌小鱼际沿耳后，稍加力一直刮向颈根部，其中刮到的穴位包括翳风穴（耳垂后方，下颌角与乳突之间凹陷中）、翳明穴（在翳风穴后 1 寸）、风池穴（项后，大筋两侧的凹陷中）等。

通过对头颈部的梳梳刮刮，使头颈部产生发热的感觉，使头颈部气血畅通，进而使得头颈部交汇的多条经络贯通，增加了对头颈部的供血量，起到了护发、提神、醒脑、明目的功效，也可缓解因一些慢性病引起的头痛症状。

推搓门脸——养益五官，改善各系统功能

推搓门脸具体来说包括推搓脸和胸腹部。这套动作通过揉通前部经络，能够养益五官，令各个系统得到强健。

在做这套动作的时候，一般都会先从推搓面部开始做起。

1. 推搓面部

推搓面部的主要作用为美容颜，养益五官。这个动作要借助于双手的中指，用指腹推搓的手法对面部进行梳理，在梳理的过程中，要先沿眉毛上缘向外推压至太阳穴，重复进行 20 ~ 30 次。

然后再按照"印堂—发际—眼圈—鼻翼两侧—口角—再回到印堂"的顺序，推搓梳理面部皮肤，在推搓的过程当中，应该有意识地对印堂穴、睛明穴、四白穴、迎香穴和地仓穴等穴加力。

在中指进行推搓的同时，大拇指则需要始终随同沿着脸部外侧，也就是沿着耳前下关穴、耳门穴、听宫穴、听会穴到颊车穴等穴一线来回推搓 20 ~ 30 次。

这个推推搓搓的练习可以改善面部气血运行，因此会对美

容、调节五官的功能以及增强上呼吸道的抗病能力等具有积极的作用。

2. 推搓胸腹部

推搓胸腹部可以改善各系统的功能。推搓胸腹部的时候，要用双掌沿着胸腹的正中线稍微用力，自上而下不断地向左右画圆圈，当双掌向上的时候需要吸气，双掌向下的时候则需要呼气，这套动作实际上就是对胸腹部的穴位进行自我按摩。

其中按摩过程中所涉及的穴位包括：乳中穴、乳根穴、章门穴、膻中穴、上脘穴、中脘穴、神阙穴、气海穴、天枢穴等穴。

推搓胸腹部对于胸腹部脏器的功能性疾患，比如说胸闷、冠心病的缓解期、气短、胃脘痛、腹痛、便秘、腹泻和消化不良等都具有一定的疗效。就上、中、下三焦而言，上焦心、肺主升发，中焦脾、胃、肝主运化，下焦肾主阴阳之本。上、中、下三焦调和能保证全身气化的正常。从虚实的角度来看，脏腹的功能性疾病是分虚证与实证的，实证宜通，虚证宜补。不管是虚证还是实证，都可

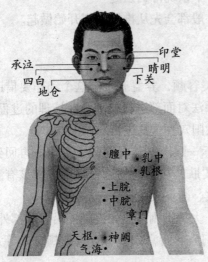
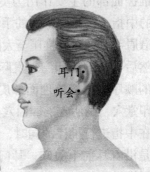

乳中穴、乳根穴、章门穴、阴门穴、
膻中穴、上脘穴、中脘穴、神阙穴、
天枢穴

耳门穴、听会穴

148

以通过推搓胸腹部来起到一定的调节作用，所以说，经常推搓胸腹部能够改善心血管系统、呼吸系统、消化系统和泌尿生殖系统的功能。

拉扯疗法——补肾强身，通经活血

拉扯的力量可以对耳郭、颈肌进行刺激，同时还可以增加肢体关节的柔韧性，最终能够起到舒筋活络的作用，进而达到相应的保健效果，平时可以坚持练习，会收到明显的效果，特别是在补肾颈部和肩部的保健方面，效果会更加明显。具体来说，这套动作共包括提耳、横拉颈部和背后"握手言活"3个动作，具体操作方法为：

1. 提耳

这个动作可以补肾强身，抵抗衰老，是民间流传下来的一种古老的健身方法。将一侧手臂经过头顶，捏住对侧的耳朵，慢慢向上提拉耳郭，在持续用力的同时，突然松手，每侧反复进行 30 次。

传统中医学认为耳朵是全身经络汇集的地方，联系全身各脏腑的穴位都在耳朵上有所分布，而耳又是肾之外窍，肾开窍于耳，主骨，通髓。在练习提耳的动作时，一般用一侧手臂绕过头顶，捏住对侧耳朵的部位正好是耳轮的"三角窝"，这一区域对应着人体的生殖功能，对"三角窝"耳轮内侧缘的中点进行刺激，可以治疗女性月经不调，以及男性遗精、阳痿等症。

所以，以提耳时的爆发力，反复刺激"三角窝"等部位，就产生了相当于耳针刺激的效果，可以补肾强身、抗衰老。

2. 横拉颈部

横拉颈部可以防治颈椎病。将头向左转，右手从右方放于颈后直至左下颌，用整个手掌将颈部捏紧，然后稍用力往回拉，头同时慢慢向右转动，连续进行 20 次，换左手以相反方向再做 20 次。

实际上，这个练习是使颈肌受到横向的按压和牵拉，能够明显改善颈部肌肉的血液循环，对于由于颈椎病等引起的颈部气血不通而形成的筋膜炎、筋膜结节等病变，有帮助软化消散的作用，所以能够明显辅助防治颈椎病。

3. 背后"握手言活"

这个做法之所以被称为"握手言活"，是因为通过握手的动作可以达到舒筋活络、通气血的功效。

比如说，在冷天的时候，人们都会下意识地捏捏手或者搓搓手，这样便能够令分布于手部丰富的经脉活跃起来，从而令气血不足的肢端得到改观，加快微循环，从而令人感觉到暖意。而背后握手这个动作，经过改良，比起一般搓手的效果要好很多。

这种握手的方法共有两种。其中一种是双手从身体两侧后伸相握，在向后抻拉的同时往上抬，尽量收腹挺胸，头向后仰，并坚持5 ~ 10秒钟。

第二种则是一只手绕肩，另外一只手后背，两手上下相握，在收腹挺胸、头向后仰的同时，尽量用力拉紧，这个动作也需要坚持5 ~ 10秒钟。

这两种练习方法，均会起到明显的通经脉、活气血的作用，所以这个练习非常有助于防治颈椎病、肩周炎、肩背筋膜炎以及腰背肌劳损等症，特别适合那些久坐办公室埋头书案和长时间使用电脑的人们。每隔40 ~ 50分钟，认真将背后"握手言活"的两种方法做一次，不管是对于消除疲劳，还是对于防治颈椎病、肩周炎、肩背筋膜炎和腰背肌劳损等都具有很好的效果。

拍打周身——疏通全身经脉

"拍打周身"指的是对肢体主要以穴位的拍打为主，同时兼顾对经络循行部位进行拍打的方法。具体指的是采用手掌、手背或用拳的不同部位拍打全身各处。拍打周身是经络保健操中比较核心、重要的一节，同时也是最为集中的直接刺激穴位的练习，做这节动作的时候要求具有更多的腧穴知识，这样才能够获得更好的保健功效。

在拍打的过程当中，手的不同部位会与被拍打的部位相互作用，这就会刺激到包括手足三阴经、三阳经、任脉、督脉等十四经脉上的穴位。《灵枢·逆顺肥瘦》篇曰："手之三阴从脏走手，手之三阳从手走头，足之三阳从头走足，足之三阴从足走腹。"故而循行联系规律为阳阳经衔接于四肢、阳阳经交会于头面、阴阴经交接于胸部，所以只要拍打得当，在拍打时尽可能拍准穴位或者是经络循行的部位，便可以起到疏通全身经脉的效果。

另外，在拍打的过程当中还应该注意用腰身的自然扭转去带动双手发力，而且要用爆发力，力度要以穴位产生酸痛感为宜，每个部位最少需要拍打 20 ～ 30 次。

除此之外，拍打时还要注意呼吸的配合，一般都要求拍打前吸气，拍打到身体的那一刻，要呼气，绝不能憋气。由于每个人的健康状态都不相同，可以进行拍打的穴位和部位很多，下面仅选择一些常用的穴位或部位进行介绍。

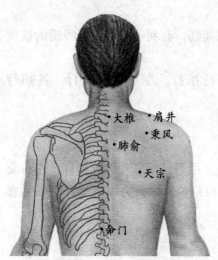

肩井穴、秉风穴 、肺俞穴、大椎穴、
天宗穴、命门穴

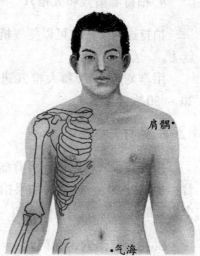

气海穴、肩髃穴

1. 拍打上肢

拍打上肢能够使气血通达、阴阳调和。这个动作需要用掌进行。由于上肢内外侧，按照前、中、后三条线分布有手三阴经和手三阳经，且相互连接，所以我们拍打时，只需要遵循这些经络的走向，上下拍打 20 ～ 30 次，然后再左右交换。在拍打合谷穴、内关穴、外关穴、曲池穴等主要穴位时，可以加力多拍。

2. 拍打肩髃穴和肩关节周围

这个动作有助于防治肩周炎，要通过手掌来进行。对臂外侧三角肌正中的肩髃穴和肩关节周围丰富的腧穴进行左右交替拍打，各进行 20 ～ 30 次。

3. 拍打肩井穴和秉风穴

这个动作需要用掌进行，可以防治肩背和肩颈疼痛。在拍打的过程当中，肩井穴、秉风穴左右交替，各拍打 20 ～ 30 次。

4. 拍打肺俞穴和大椎穴

拍打这两个穴位可以使气机通畅，有利于增加上呼吸道的抗病能力。

用掌对肺俞穴和大椎穴进行拍打，左右交替进行，各拍打 20 ～ 30 次。

5. 拍打天宗穴

拍打天宗穴可以治疗肩背痛。用掌对天宗穴进行拍打，左右交替，各拍打 20 ～ 30 次。如果拍打到位，又有力度的话，会感觉整个肩背部及上肢都产生串麻感。

6. 拍打气海穴、命门穴

拍打这两个穴位可以调节消化系统、泌尿生殖系统及内分泌系统的功能。

两掌相向于腹部与腰部正中，同时发力拍打，除主要拍击到气海穴和命门穴外，还应该兼顾腹部的神阙穴、关元穴、中极穴、天枢穴和腰部的阳关穴。在每次拍打的刹那，尤其要注意呼气，这样做，既可以预防内脏震伤，又可以明显增强舒筋活络的效果，持续拍打 30 ~ 40 次。

7. 拍打脊柱与脊柱两侧

在拍打脊柱与脊柱两侧的时候要使用手背，这样可以疏通全身阳气。在用手背左右交替拍打脊柱与脊柱两侧部位时，应特别注意要扭动腰身来带动双臂，拍打时，双臂要抡开，一定要有较大的爆发力。从骶部开始，依次逐渐向上拍打，上至不能再向上为止，然后依次逐渐向下拍打，慢慢回到骶部。如此反复上下来回拍打 10 ~ 20 次。整个拍打过程，实际上是刺激督脉与足太阳膀胱经分布在脊柱与脊柱两侧的所有经络脏腑的腧穴，这个动作除去具有全面调节各个脏腑的功能之外，还可以防治肩周炎、腰肌劳损、腰腿疼痛以及颈椎病。

8. 拍打臀部和大小腿外侧

用拳的掌侧面对臀部和大小腿外侧进行有爆发力的拍击，这样可以明显缓解腰腿痛。按照前、中、后的位置，足三阳经脉都分布在人体大、小腿的外侧面，其中足阳明胃经在前，足少阳胆经居中，足太阳膀胱经行后。

在对这些部位进行拍击时，双侧要同时进行，以拍打环跳穴开始，从上自下，再从下自上依次从小腿外侧面的前、中、后位置进行循环拍打。将这些部位挨着拍打一遍即可。

9. 拍打大、小腿内侧

通过对大、小腿内侧进行拍打，可以防治腰腿痛、健脾胃、补肝肾。

在拍打这些部位的时候要用拳的小鱼际部进行。人体大、小腿内侧按照前、中、后位置，分布有足三阴经脉，足太阳脾经在前，足厥阴肝经居中，足少阴肾经行后。拍击时，双侧同时进行，以拍打箕门穴开始，从上而下，再从下而上依次从小腿内侧面的前、中、后位置循环拍打。

10. 拍打前胸

通过对前胸进行拍打，可以一吐郁闷，令心情变得愉快。

拍打左侧前胸用右掌，拍打右侧前胸用左掌。拍打之前先深深吸气，然后自上而下用稍快的节奏进行拍打，同时还要发出"啊"的声音并且深呼气。

第三篇

妙用老偏方，小病一扫光

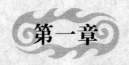

第一章

皮肤科老偏方，解决肌肤问题

家中养芦荟，青春痘不露头

青春痘到底有多烦人？冬天，不小心碰到会干疼干疼的，夏天，因为背部痘痘丛生也不敢穿美丽的吊带裙……生活因此失去不少乐趣。也正因如此，人们越来越重视预防青春痘。

在防治青春痘的多种方案中，有一种方法不仅能有效防痘还能为生活增添情趣。这种方法就是种植芦荟。

不夸张地说，如果能在家里的庭院里种上几株芦荟，就等于在自己家里开了小药房。身上、脸上生疮的时候顺手切一片芦荟贴到脸上，第二天，病情就会大有好转了。对于青春痘而言，用手去抓的话就会痛得不得了，这时，只需要将芦荟汁液榨出来，涂抹在患处，一连用上三五天，疼痛即可消失，青春痘也会逐渐消除。

芦荟作为被大家所熟知的草药植物，用途广，功效多，无毒副作用，有清热、通便、杀虫的功效。它对于烧伤、冻伤、红肿和刀伤等外伤都很有效，用法也很简单，只要用芦荟叶子部分的黏液来涂患处就可以了。

芦荟之所以能对皮肤诸症产生好的疗效，是因为芦荟中含有葡萄糖、甘露醇、少量的葡萄糖醛酸和钙等成分，还有少量的水合蛋白酶、生物激素、蛋白质、氨基酸、维生素、矿物质及其他人体所需的微量元素。所以，对皮肤炎症、皮肤美容，新鲜芦荟汁液的效果更好。用芦荟美容能使你的皮肤更白、更细嫩、更光滑。芦荟的汁液呈凝胶状，其中所含的氨基酸、复合多糖物质及微量乳酸镁，使之具有天然保湿的作用。将芦荟凝胶涂于创伤表面，会形成薄层，能阻止外界微生物的侵入，使伤口保持湿润，凝胶内的生长因子还能直接刺激纤维细胞生长，使其获得再生和修复。芦荟凝胶的消炎、止痛、创伤愈合的作用，已经被所有使用过的人们所认同。

如果你还在为自己的痘痘而烦恼，不妨试试天然的芦荟疗法，也许可以收到与众不同的良好效果。

柠檬蜂蜜收缩毛孔、清除黑头

很多女性都面临着毛孔粗大、黑头众多的问题，尤其是鼻翼、脸颊两侧的部位更是重灾区。造成毛孔粗大的原因有很多，比如污物阻塞、油脂分泌旺盛、挤压痘痘、皮肤太干燥等。这些问题不是没有解决的办法，只要你选取正确的方法，细心调理，收缩毛孔，再现细嫩肌肤也不是难事。

首先要保证彻底的清洁。洗脸的目的在于基础清洁，要把面部多余的油脂污垢洗干净，如果洗脸的时候不认真，马马虎虎地洗一下就完事，只会让油脂和脏污滞留在毛孔内，时间一长，毛孔被这些脏东西塞满，自然会出现粗大、黑头泛滥的尴尬情形。不过也不能频繁洗脸，一天之内，洗脸次数太多反而会打破肌肤的水油平衡，破坏表皮的自然保护体系。

正确的洗脸方法应该是四指并拢在脸上轻轻向上打圈，尤其是T字区一定要仔细清洁。水温要低一些，用手捧水向脸上泼，一定要将洗面奶洗干净，无残留。洗好后不要用毛巾擦干，要用手拍干。毛孔粗大的女孩子在洗脸之后最好能用冰冻后的毛巾敷一下脸，这个程序能让毛孔收缩，很有必要。形成习惯，坚持下来，你会发现毛孔在缩小。最后，再在脸上拍一点收敛水，洗脸的过程才算完全结束。注意收敛水要选择泡泡颗粒小，丰富细腻，而且经久不消的类型，这样的收敛水性质温和，不会对肌肤造成伤害。

完美的基础护肤是解决皮肤问题的前提。

应对黑头类的肌肤问题，在这里为大家推荐一款柠檬蜂蜜面膜。之所以推荐这款面膜，是因为它的高人气和好口碑。

从事人力资源工作的高小姐年近三十却依旧单身，为了保持良好的肌肤状态，可谓是煞费苦心。她曾经紧盯国际知名品牌的新商品，一度认为，好品牌的新商品可以帮助自己解决所有"脸面"问题。但结果是，钱花得不少，收效却不大。不是产品不够好，也不是自己不用心，而是她的保养观念存在误区。要知道，肌肤问题不完全等于美容问题。肌肤问题是需要有治疗效果的护理才能解决的。而具有这种效果的东西往往不是化学美肤产品，而是源自天然的宝物。

蜂蜜作为传统的、天然的保养品，已经被世人所熟知。蜂蜜可以润脏腑，通三焦，调脾胃，有清热、补中、解毒、润燥、止痛功效。而柠檬素被认为是维生素 C 的"代言人"，除了具有显著的美白效果，还可吸收多余的油脂。二者结合可帮助皮肤补水和紧致毛孔。因此，除了每日的清洁程序，毛孔粗大的女孩子还需要每周做一到两次柠檬蜂蜜面膜。这样，可以有效预防黑头、粉刺类的肌肤问题。下面是这款面膜的具体制作方法：

将 10 滴新鲜的柠檬汁，三茶匙蜂蜜，三茶匙酵母粉调和在一起制成面膜，均匀涂在脸部，约 15 分钟后用温水洗净。每周使用两到三次，坚持使用能收紧毛孔，亦能促进血液循环，使肌肤自然有光泽。

柠檬祛斑法，专为懒人设计的偏方

没有人会无缘无故生病，也没人会无缘无故长斑。长斑的人多半都是懒人。他们懒得理会自己身上的小病小灾，只要不妨碍到日常生活起居，似乎一切都可以得过且过。也正是因为这种错误到极点的愚蠢想法，让很多人都错过了治愈色素斑点的最好时机，只能跟在斑点的身后，被动地祛斑。

无论是雀斑还是黄褐斑，都会随着年龄的增长而增多。也就是说，祛斑工程其实是在和时间赛跑。

29 岁的王小姐皮肤白皙，热爱运动，身体素质一直很好，一年到头很少生病。但自从 3 年前怀孕后期开始，她的脸颊皮肤就开始长斑，而且越来越多。因为实在无法接受镜子中的自己，生完宝宝之后她就迫不及待地跑去美容院做美容，同时也吃了些除斑的西药。但除斑的效果并不理想。所以，她在朋友的推荐下去找中医治疗。老中医经过望闻问切之后断定：她属于典型妇女产后雀斑和怀孕期间体内分泌大量雌性激素有关，便又给她开了一些调理的中药。但是，此时的她实在不想再吃药，她担心这样吃完西药吃中药，自己的身体熬不住。

如果自己实在是太懒，根本不想为了祛斑而费事，更不想为此花费太多的精力和金钱，那么，不妨试试下面的外敷祛斑法。这不是一个快速解决问题的偏方，但坚持使用也能收到较好的疗效。

这个外敷方只需要你准备柠檬汁和黄瓜汁。每天将脸洗净后，抹上几层柠檬汁和黄瓜汁，保持约 30 分钟，然后洗掉。柠檬 30 克，研碎，加入硼砂末、白砂糖各 15 克，拌匀后入瓶封存，三日后用，每天早晚用此药少许冲温水适量，洗患处一次约 5 分钟，数日后雀斑自然隐退，连续用一段时间，可彻底治愈。无雀斑者用此药，也能达到滋润肌肤的功效。

大蒜泥让你摆脱脱皮之苦

大多数季节性的脱皮是不需要治疗的，一两周就可以自愈。但是，这其中也有情况严重的例外情形。

王女士是某炼油厂的普通职工，因为平日里在厂里的化验室工作，经常要接触一些化学液剂，所以一直对个人卫生要求很高。但是，每到秋初的时候她都很头痛，因为一到这个季节手掌就会脱皮。而且，她的脱皮程度比一般人要严重许多：手掌的皮肤几乎都脱落了。严重时，露出里面的嫩肉，不小心碰到了，还会往外淌血水。因为这种情况，她在单位被隔离，在家里也干不了什么家务活。她的爱人是个大忙人，也没时间管家里的事。家里变得乱糟糟的，不成个样子，朋友来串门她都感到很不好意思。

后来姨妈家的妹妹给她介绍了一个蒜泥治脱皮的偏方，她试了一个星期之后，竟然痊愈了。

平时，我们只知道大蒜具有调味和杀菌的功效，殊不知，在美国，大蒜排在人参、银杏之前，位列保健药物首位，对手足皲裂和手足脱皮、手掌脂腺分泌减弱均有良好效果。

具体的做法是：依据患处创口的面积大小，将适量的大蒜捣成泥，抹在脱皮处。然后戴上一次性手套，手背面，可用剪子剪几个小孔，以利于透气排汗。一天换一次蒜泥，症状较轻者一周即可治愈。愈后，涂上护手霜或凡士林油，在几天之内减少使用患处。

要注意的是，如果患者的皮肤属于过敏性肤质，对大蒜过敏的话，那么这个方法应当被禁用。而且，在使用此方时，手掌不能有血丝，否则极易发生感染。

山楂荷叶饮，安抚你敏感的肌肤

随着生活条件的改善，人们的肌肤越来越敏感和娇嫩。即使自身不是过敏体质的人也很容易出现皮肤过敏的症状。这种现象的出现与外界环境污染有关，也与自身肌肤的免疫力下降有关。所以说，传统的护肤方法已经无法满足人们的要求。我们对于自身肌肤的健康护养还不到位。生活中常见的过敏性肌肤问题有哪些？怎样才能使自己的肌肤免受外界侵害呢？

我们这里所说的敏感性肌肤是指易受刺激而引起某种程度不适的皮肤。这里所说的刺激大多来自于饮食、情绪或所用的护肤用品。也就是说，敏感性皮肤很容易因饮食不当、情绪不稳或所用的护肤产

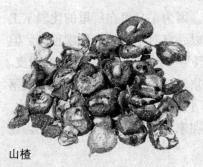

山楂

品瑕疵，导致皮肤表面干燥、发红、起斑点、脱皮或生暗疮。这些刺激均源自于日常生活，所以，若想让肌肤免受外界侵害，就要从生活中入手。

这里给大家推荐的是山楂荷叶饮。这个饮食偏方主要由山楂、新鲜荷叶、生甘草三种材料构成，具有清热利湿、解毒止痒的作用，常用于治疗面游风。由于体内虚热而气郁的患者，颜面部皮肤红斑弥漫不清，伴有渗出、结痂，皮肤油脂多，并伴有瘙痒感。这样的患者因为体内湿热，气郁不畅，所以，以调补体内的食疗方最为适宜。

张某是某生态公司的商务翻译，因为工作性质的关系，经常要化妆，而每到春末夏初就是她最头疼的时候。平时一直使用的化妆品，在这个季节都要停用。否则，自己的耳根和脖子部位就会出现明显的过敏症状，严重影响日常的工作和生活。其从事中医诊疗工作的姑妈，得知这个情况之后向其推荐了这款食疗偏方：山楂荷叶饮。张某尝试一个月左右，过敏症状明显改善。

这款饮品的具体制作方法是：取山楂 80 克，新鲜荷叶 1 张，生甘草 5 克。上药洗净，加水 1000 毫升浸泡半小时后大火煮开，再换成小火煮 20 分钟左右。然后，按照上述方法再重新煮一次，将两次所煮的药相混合。服用时，将药量分为 2~3 次，每次饭后半小时左右服用 1 次。每日 1 剂，连服 3～4 周即可见效。

山楂中含有一种叫槲皮素的物质，具有消炎、抗水肿、抗过敏的功效，很适合治疗皮肤炎症和前列腺炎症。荷叶自古就是"药食两用"的食物，古书中有以荷叶为主要材料治愈传染性皮肤病的记载，比如黄水疮。此外，荷叶对因油漆过敏而致的过敏性皮炎漆疮也有显著的疗效。

在服用此饮品期间要对个人饮食有所顾忌。首先要注意控制膳食中的脂肪量，脂肪不宜过多，否则会加重症状。一般说来，每天供给总膳食脂肪量在 50 克左右为宜。50 克脂肪量大约包含了 300 千卡的热量。正常的三餐中可以适当选取高蛋白饮食，因为蛋白质有利于保持正常皮肤角化代谢和毛囊正常的畅通。但是，千万注意少吃甜食，因为含糖较多的饮食可促使产生更多的脂肪。其次，值得注意的是，要多吃富含维生素的食物，尤其是含维生素 A 的食物要多吃，以纠正毛囊皮脂角化异常，防止毛囊堵塞。另外，可以多吃富含维生素 C、维生素 B_1 的食物，如新鲜蔬菜、水果等，适量增加五谷杂粮等食物，天然的五谷杂粮也能有效提高皮肤自身的免疫力。

皮肤瘙痒，花椒水帮你忙

刚刚入冬，张女士的皮肤瘙痒症又犯了。因为要加班，所以晚上九点多才到家，由寒冷的室外进入温暖的室内，用热水烫烫脚。收拾完毕刚要进入梦乡身上就开始痒了。下意识地挠挠，不解痒，继续挠，"怎么越挠越痒了呢？"凌晨两点多起床照镜子，她被自己吓了一跳，背上已经是红血道一条连着一条了。

这可怎么办？以前，虽然也有过皮肤瘙痒的经历，但大多几天就好了，也没有这样来势汹汹。现在这种痒的感觉就像是心里爬进了小虫子，无论采取什么睡姿都很难受。好不容易熬到了天亮，她找到一位懂中医的朋友，希望能尽快解痒。

中医朋友告诉她一个小诀窍：取一些花椒加适量水煮 10 分钟左右，待温热后，用干净软布蘸花椒水轻轻擦瘙痒处，止痒效果很好。需要注意的是，在涂擦后应涂上护肤乳液，以免皮肤被花椒水刺激。张女士照着做了，瘙痒感果然大大减轻了。

事实上，花椒本身就是一种止痒的中药，在我国古代各种本草典籍中多有收录。花椒有温中散寒，燥湿止痛止痒的作用。现代研究也表明，花椒有杀菌、消毒、止痛、止痒、消肿等作用，对多种细菌，特别是皮肤表面的细菌有很好的抑制功效。因此，临床上常用于治疗湿疹、皮肤瘙痒症、神经性皮炎、脚气及外阴瘙痒等皮肤科疾病。

皮肤瘙痒症最大的危害不在痒，而在于患者会忍不住去搔抓，因而出现抓痕、血痂、色素沉着及苔藓样变化等继发损害。皮肤瘙痒症通常分为泛发性和局限性，前者发病之初瘙痒仅局限于一处，然后逐渐扩展至大部分身体或全身，后者则只发生于身体的某一部位，如肛门、阴囊、头部等。

一般说来，瘙痒通常是由于皮肤病变引起的。但有些瘙痒按皮肤病治疗，却久治不愈。即使暂时缓解，过不久又复发。所以，对久治不愈、顽固广泛的瘙痒，应考虑到内脏和全身性疾病的可能。

那么怎样才能判断自己的皮肤瘙痒是单纯性瘙痒还是内脏、周身疾病的瘙痒呢？如果患者的瘙痒症状多发于冬季，且夜晚比白天严重，患者为孕期妇女或者曾有过口服避孕药的经历，很可能是由于肝胆系统疾病引发的瘙痒，最好到正规医院进行一次此方面疾病的排查。

如果患者出现全身性瘙痒，且此种情况会在沐浴时加剧，患者面部潮红，呼吸较为急促，那么可能是造血系统疾病引发的瘙痒，应当注意此方面疾病的排查。这里需要注意的是，缺铁性贫血患者有时也伴有瘙痒，一旦贫血症状有所改善便不会再感觉痒。

如果患者的瘙痒发生在夏季，或者温度越高病情越严重的话，可能是由于慢性肾功能不全引发的皮肤瘙痒。这种情形多在病情晚期出现，属于皮肤瘙痒中较为危险的一种情形。

如果患者的瘙痒症状发起的很突然，而且剧烈持久，最痒的部位不在四肢躯体而在鼻孔面部的话，就要千万当心。这种瘙痒很可能与恶性肿瘤有密切关系。一定要尽早到医院做肿瘤排查。

西瓜皮治痱，止痒解暑二合一

对于痱子这种说大不大，说小又麻烦的皮肤病，不少人都认为，不至于为了治痱子而跑药店，去医院。那么，民间的治疗偏方就成了很多人的选择。

49 岁的张某是建筑设计院的老会计。因为工作繁重，体质又差，经常请假。这次她因为中暑请假在家休息。她家住在一楼阴面，环境较为潮湿，赶上天气不太好的时候，白天屋里也昏暗暗的。因为她老公回老家探亲去了，中暑之后张某只好自己卧床休息。谁知，这一睡就睡了好几个小时，起床后中暑症状是有所缓解了，可是却发现自己的脖子上、胳膊上起了不少细小透明，像小型水痘一样的东西。经验告诉她，这是痱子，但是少见的白痱。

对于夏季生痱这样的皮肤病，首先要了解自己的痱子属于哪种类型。

痱子是因夏季出汗不畅，汗孔阻塞导致的一种皮肤病，经常发生在颈、胸背、腘窝等部位，小孩可发生在头部、前额等处。发病初期，皮肤发红，然后出现针头大小的红色丘疹或者丘疱疹，密集成片，其中有些丘疹呈现脓性。人体生了痱子以后，会出现剧痒、疼痛，有时还会有一阵阵热辣的灼痛等表现。通常临床上，将痱子分为红痱和白痱。

红痱是因为汗液在表皮内稍深处溢出而成。临床上最常见，任何年龄均可发生。一般发生在手背、肘窝、颈、胸、背、腹部以及小儿头面部、臀部，为圆而尖形的针头大小密集的丘疹或者丘疱疹，有轻度红晕。皮疹常成批出现，自觉轻微烧灼及刺痒感。皮疹消退后有轻度脱屑。

白痱是汗液在角质层内或者角质层下溢出而成。常见于高温环境中大量出汗、长期卧床、过度衰弱的患者身上。在颈、躯干部发生针尖至针头大浅表性小水疱，壁极薄、微亮、无红晕、无自觉症状，轻擦之后易破，干后有极薄的细小鳞唇。

因为白痱较为少见，一般只在婴幼儿和老年人身上出现，所以治疗的方法较红痱而言较少为人所知。张桂华的白痱是用从卖西瓜的老农那里无意间得到的偏方治好的。这也是一款民间流传下来的治愈方，叫作瓜皮治痱法。

在我国药学名著《本草纲目》中对西瓜的镇静、解渴、去暑气功效有简明的介绍。西瓜皮白色部分具有治痱子的效果。生痱子时，可用西瓜的白色部分轻擦患处，非常有效。

具体的做法是把红瓤处理干净，将祛除红瓤的瓜皮放在患处，反复擦两三次，即可止痒，患者会感觉被瓜皮擦过之后的肌肤水嫩嫩、光溜溜的。每次擦至微红，一天擦两三次，第二天就见效，两天后可结痂。瓜皮治痱子之所以会如此有效，是因为西瓜的果皮含蜡质及糖，是清热解暑、生津止渴的良药。

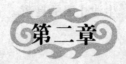

五官科老偏方，让你笑面人生

莲心止牙痛，让心静下来

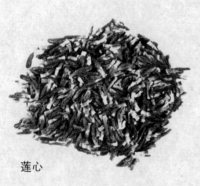

莲心

俗话说"心静自然凉"，其实，对于患者而言，心静神清，病痛感也会随之减轻。这虽然是一种精神作用，但对于减轻病痛而言确实有作用。

对于牙痛而言，轻微的疼痛单纯地使用精神疗法尚且能发挥些作用，但一旦疼痛加剧就很难抵挡了。这时，就需要一种有效的治疗方法加以辅助。

有人说，不就是牙痛吗？忍忍就好了。以前生活条件不好的时候，人得了牙痛没办法看医生还不都挺过来了？这种观点是对自己的健康很不负责任的谬论。社会在发展，医疗在进步。既然有治疗的环境和条件而不治疗，这就是愚蠢的做法了。况且，很多牙病能引起牙痛，而放任牙痛又能引发多种其他疾病。

冯某是一名老师，带的是高中毕业班，每逢学生考试，她都跟着着急上火。常常是白天教学，晚上判卷子，第二天半边脸肿得老高，牙疼得话都不想说。消炎药用了不少，到后来，似乎自己的身体已经产生了抗体，都没什么作用了。

学生们见到她每天肿着脸来上课，心里也难受。有一个女学生，告诉她一个治牙痛的偏方，说是她姥姥帮家人治牙痛就用这个方法，这个偏方的名字是莲心饮。

冯某按照方子上说的做，每天带一大杯到学校里当水喝。没几天，牙痛症状明显减轻了，脸部的肿也消了大半。由此可见，莲子心在治疗牙痛方面有独到之处。其制作方法简便，具体方法为：取莲子心 6 克，加冰糖 10 克，加适量水，用文火煮 15 分钟，稍凉，频频饮用即可。

我国医学著作《本草求真》中记载，"莲子心味苦性寒，能治心热。"莲子心可降热、消暑气，具有清心、安抚烦躁、祛火气的功能。从临床应用上看，服用莲心对于轻度失眠、牙痛均有良好效用。

喝碗枣粥治牙周，健康吃出来

牙周病症主要发生在牙周韧带、牙龈和牙床部位。因为进程缓慢而容易被人忽略。很多人都是在发现自己牙龈出血严重的时候才开始关心牙周问题。

一般说来，牙龈萎缩或者牙龈出血的主要原因就是牙周炎。牙周炎也是口腔内科的常见病、多发病。发病的原因多是因为菌斑、牙结石、食物嵌塞、不良修复体、咬创伤等原因。之所以会出现菌斑和牙结石都是由于清洁不彻底，食物的残渣日积月累形成的。严重时会出现牙龈发炎肿胀、微痛，并由龈上向龈下扩延。

这里，我们为大家推荐一款应对牙周炎症的食疗偏方：枸杞枣肉粥。这个粥取材简单，效果良好，十分适合由于牙齿疏松摇动、牙龈溃烂萎缩、溃烂边缘微红肿等症状的患者。

具体说来，需要准备的材料有枸杞 20 克，枣肉 30 克，粳米 60 克，白糖适量。先将枸杞、枣肉和米煮熟，最后加入白糖食之。

选择枸杞为主要材料是有医学依据的。中医认为："肾主骨，生髓，齿为骨之余""肾衰则齿脱，肾固则齿坚"。而枸杞是补肾佳品，对于牙齿疾病的修复也具有重要意义。

此外，牙周炎患者还要注意补充高蛋白饮食，以增强机体抵抗力及抗炎能力，提供损伤组织修复必需的原料。补充矿物质，注意平衡体内钙、磷、锌的比例。多食豆制品、鸡蛋、牛奶、绿豆、麦片和新鲜蔬菜、瓜果等，时常吃些肉类和全谷物。忌食油炸煎熬油腻食品以及海货、大蒜、韭菜等刺激性食品。少吃糖，因为糖类易导致菌斑形成并阻止白细胞消灭细菌。

预防牙周炎要养成健康的饮食习惯。注意饮食结构营养均衡，多吃富含纤维的耐嚼食物，有效增加唾液分泌，这样做利于牙面及口腔清洁，能将牙周炎症扼杀在摇篮中。

野山菊泡脚，牙周炎败退了

日常生活中人们对牙周炎总是视而不见，根本没拿它当回事，殊不知，无视它的后果往往是比较严重的。牙周疾病，侵犯的不仅仅口腔。

"医生，你看我这牙怎么比别人的稀疏呢？"在某大学的附属医院内，44岁的金女士正在接受牙齿诊断。主治医师在仔细检查过金女士的口腔后告诉她。由于她的牙周炎没有得到及时的治疗，致使牙龈萎缩严重，现在只能将牙齿拔除。这个结果让金女士很吃惊，自己从没在意的"小毛病"却酿成了这样严重的后果。

据不完全统计，我国的牙病患者中牙龈炎、牙周病的发病比例高达90%。看到这样的结果，你是否想起关心自己的牙齿了呢？

想要对付像牙周炎症这样的疾病，光靠吃药显然不是上上之策。药物虽然可以收到立竿见影的效果，但之后对身体的副作用也会逐渐显现出来。尤其是对于上了年纪的中老年人，身体对于副作用的承受力和容纳力都已经很低，所以，吃药治牙周炎对他们而言并不见得是一件好事。

自然疗法是老年人调养疾病的一个正确选择。这里为大家推荐的偏方适用于40岁以上的中老年人，即野山菊足浴法。

简单地说，野山菊足浴法是以水为媒介，利用人与水的接触，使水中含有的一些对人体健康有益的成分通过亲和渗透作用进入人体，达到治疗目的。野山菊足浴能有效地祛虚火、寒火，可以治疗口腔溃疡、咽喉肿痛、牙周炎、牙龈炎、中耳炎等头面部反复发作的与虚火、寒火有关的疾病，对提高免疫力，防治感冒有很好的疗效。长期坚持菊花泡脚可增强机体免疫力，不易生病，亦可延年益寿。

需要注意的是，野菊花性微寒，常人长期使用或者用量过大，可伤脾胃阳气，如出现胃部不适、胃纳欠佳、肠鸣、大便稀烂等胃肠道反应，故脾胃虚寒者及孕妇不宜用。

此外，在野菊花的购买和选择上，也要有基本的鉴别能力。因为菊花容易发霉、长虫，市场上菊花质量参差不齐，有些菊花加工有问题，用的是硫黄熏制。为了方便大家选取质量上乘的野菊，早日治愈牙周疾病，下面为大家介绍一些详细的挑选方法。

（1）颜色太鲜艳、太漂亮的菊花不能选，可能是硫黄熏的。硫黄熏的菊花用滚水冲泡后，有硫黄味。要选有花萼、花萼偏绿色的新鲜菊花。

（2）颜色发暗的菊花也不要选，这种菊花是陈年老菊花，且受潮了，可能还长了霉，这样的菊花吃了对身体有害。

（3）用手摸一摸，松软的、顺滑的菊花比较好，花瓣不零乱、不脱落，即表明是刚开的菊花就采摘了。

（4）菜市场上的菊花质量没有保证，大医院或大药店的菊花有独立包装，周转快，有药师把关，相对来说，质量有保障。

牙龈出血，多吃维生素 C

到现在为止，我们了解的牙龈出血的原因有很多，因此必须找出病因，才能进行有效的防治。牙龈是软组织，当缺乏蛋白质、钙、维生素 C 时易产生牙龈萎缩、出血。

如果是因为缺乏维生素 C 而导致牙龈出血的话，除了在医生的指导下服用维生素 C 片剂外，饮食上也要多注意补充富含维生素 C

的食物，多吃水果蔬菜。在同样的条件下，长期缺乏维生素 C 的人由于牙龈组织的毛细血管脆性增加，渗透性强，比常人遇到上述刺激后更易出现牙龈出血。

汪某家在农村，大学毕业之后留在大城市工作。因为从小养成了节俭的习惯，所以，虽然自己每个月的收入也不算少，但生活费用开销在她的掌控下却很有限。为了攒下钱寄回家里，她每个星期都会主动加班，并且午饭也很少在外面吃，总是自己带饭。水果之类更是很少吃一次。加班加点地工作，让她眼底的眼圈严重，牙龈出血，皮肤暗沉。

在她寻找治疗方期间，她的身体出现了精神消退、烦躁不安、做任何工作很容易疲惫、肌肉疼痛的现象。后来与同事闲聊的时候，其他的女同事都对她平时"虐待"自己的行为"不满"，关心地为她出谋划策。最后，她选择采用一种成本较低的食疗偏方治牙龈出血——青辣椒饭，没想到效果很好。这款食疗方可以快速补充维生素 C，下面就和大家分享一下：

准备绿番茄、干香菇、洋葱、红甜椒、青椒、火腿肉、白饭若干，调味用品有咖喱粉和沙拉油。

具体的制作方法是将干香菇泡软切细丁、绿番茄、洋葱、火腿切细丁。青椒、红椒对半去籽，一半切细丁，另一半内部刮净备用。色拉油起油锅，将全部丁状材料入锅爆香，放入白饭及咖喱粉共拌。拌香之饭置于另一半青、红椒内，入烤箱以 170 度，烤 25 分钟。

青椒、红椒含较高量的维生素 C，对舒缓牙龈出血颇有助益。

那么，哪些人群最容易缺乏维生素 C 呢？

（1）工作环境恶劣的人。

（2）喜欢抽烟或者烟龄很长的人。

（3）从事剧烈运动和高强度劳动的人。这些人因流汗过多会损失大量维生素 C，应及时予以补充。

（4）脸上有色素斑的人。维生素 C 有抗氧化作用，补充维生素 C 可抑制色素斑的生成，促进其消退。

（5）对某种药物有依赖的人。服用阿司匹林、安眠药、抗癌变药、钙制品、避孕药、降压药等，都会使人体维生素 C 减少，并可引起其他不良反应，应及时补充维生素 C。

在预防牙龈出血的过程中，还要注意一点：如果遇到原因不明的大范围自发性牙龈出血时，应及早到医院检查，以便确定其是否存在血液系统疾病，尤其是隐蔽的血液病。

口腔溃疡几时好，蜂蜜说了算

面对好吃的东西不能痛快地吃，有想说的话不能痛快地说，怎能不郁闷？

口腔溃疡不是什么罕见的疾病，谁都可能经历过。但一般的偶发性口腔溃疡最多两个星期就好了，基本上不用服用什么药剂来治疗。

这里所关注的口腔溃疡，多与虚火上炎或脾胃湿热有关，而此类型引发的溃疡多发生在夏季。夏季天气炎热，景色秀美，人们的生活更加丰富。晚睡、熬夜，加上现代人习惯吃热辣、油腻食品，加之酗酒、吸烟等不良生活习惯，给身体"火上加油"，尤其是对于长期感到压力大、精神紧张波动、经常有疲劳感、睡眠不足的人而言，更容易"捂出"口腔溃疡。

李某明是诸多"北漂"中的一员，因为刚到北京不满三个月，没有良好的人际关系，没有积蓄，所以境况很是艰苦。他好不容易租住到一处位于一层的房屋，也刚找到一份在酒吧驻唱的工作来维持生计。可是，不巧的是赶上北京连续两周降大雨，他晚上加班加点唱歌，白天补觉，却发现屋子里潮湿得很，衣服洗了好几天也干不透。虽然如此，由于工作环境的关系，他的"夜生活"却挺丰富：熬夜、酗酒、唱歌、吸烟。没想到的是，口腔溃疡的困扰随之而来。

因为已经到了影响唱歌的程度所以不得已去就诊。检查结果是舌尖部有两个米粒大小的黄白色溃疡面，舌质红，苔略黄腻，医生说是由于体内湿热引发的心火上炎而口舌生疮，给他开了几种药。但是一看价格他就傻了眼，治个口腔溃疡要花上百块，一晚上的活儿白干。幸亏，同住的小伙子家里人过来看望，告诉他一个治疗偏方，说家里人以前试过挺好用的。没想到连用了三天，溃疡好了大半，可以正常工作了。

这个方子其实很简单，主要材料是蜂蜜，具体的使用方法是：先将口腔洗漱干净，再用消毒棉签将蜂蜜涂于溃疡面上，涂擦后暂不要饮食。15分钟左右，可用蜂蜜连口水一起咽下，再继续涂擦，一天可重复涂擦数遍，可以起到消炎、止痛，促进细胞再生的效用。应对湿热引发的口腔溃疡效果显著。

在日常生活中，要预防口腔溃疡首先要学会正确的刷牙方法，并多刷牙、多漱口，保持口腔卫生。刷牙的原则为"三个三"，即每天刷三次、每次刷三分钟、刷全牙齿的三个面。另外，当创口痊愈后，一定要将牙刷扔掉，一来为了防止牙刷上留有的细菌继续"害人"，二来软毛牙刷的材质和设计不易将牙齿刷干净。

中国有句老话，叫作"食药不分家"。预防口腔溃疡，还要在饮食上注意适当增加蛋白质饮食，多饮水，多吃新鲜水果和蔬菜，合理作息。特别是换季时，要多吃西红柿，因为它含有大量B族维生素、胡萝卜素，以及钙、铁、锌、碘等微量元素，每天吃2～3个，能够有效预防口腔溃疡的发生。

得了鼻窦炎，冷水洗鼻好得快

具体说来，以下几类人群较常人而言更容易被鼻窦炎所困扰：天生体质较弱、全身抵抗力下降的人，过度疲劳、受凉受湿、营养不良的人，变态反应体质、有全身性疾病的人（贫血、内分泌功能不足）；有鼻腔疾病病史的人，有过鼻部外伤的人，游泳或者潜水姿势不当的人，喜爱高空速降运动的人。

钱某是一名摄影师，潜水是他平日里最喜欢的运动项目。但是，他的潜水技术没有经过正规的学习，是在朋友的点拨和自己的摸索中学会的。对于这项运动，他唯一的遗憾就是不能经常进行，因为自身有鼻窦炎，而且有加重的趋势。

终于有一天，他受不了了，找到医生看病。医生了解他的情况之后说："小伙子，你本来就有过鼻炎病史，现在又经常潜水。我敢说你的潜水方式一定有问题，所以加重了你的病情。"

钱某听后恍然大悟。医生除了给他开一些成药之外还推荐给他一个偏方：洗脸不用热水，用冷水，用手心盛自来水管放出来的冷水，捂在鼻子上，把冷水吸进鼻孔里，而后擤出来，再盛水吸进去，再擤出来，连续几次，每天坚持。钱强用这个冷水疗法试了10天，病症明显好转。后来，他依旧坚持使用这个冷水疗法从未间断，一年过去了，鼻窦炎没有再犯。

钱某的鼻窦炎是由于气压发生急骤变化时，鼻窦内外气压不平衡，使得窦腔黏膜肿胀和渗出所致。这种情况常见于航空、潜水等情况，称气压创伤性鼻窦炎，多见于窦口原来就不通畅的患者。

由此可见，了解自己的疾病，找到最关键的致病因素是缓解和治愈病症的关键。鼻窦炎是鼻窦黏膜的炎症性疾病，因呼吸道感染、呼吸道变态反应、鼻腔鼻窦解剖异常等原因引起鼻腔鼻窦黏膜肿胀、各鼻窦口阻塞、鼻窦内分泌物不能正常排出所致。冷水洗鼻能促进血液循环，使鼻甲及鼻腔鼻窦黏膜收缩，以利鼻腔鼻窦的通气和引流，在一定程度上可促进鼻窦炎的康复。

一瓶冰水，迅速止鼻血

试想一下这样的场景：自己一个人站在马路上，仰着头，坚持一段时间。过路的人虽然不是每一个人，但大多数人会因为好奇而跟着他往天上看。当大家都不知道究竟"上面"发生了什么的时候。他的一句"我流鼻血了"会让在场的人大跌眼镜。

虽然这是个很老的笑话，但反映了一种实际情况：人们遇到鼻出血，第一反应就是仰起头，以为这样可以让出血回流，延缓出血的速度。事实上，这并不是个好办法。因为后仰并不能止血，只是让血液改变方向流向咽喉而已。

那么，怎样做才是正确有效的呢？

王某在某家规模不大的广告公司做创意总监。最近刚买了车的他，选择在阳光明媚的周末带着妻子孩子去郊游。在路上，孩子打了个喷嚏后，突然开始流鼻血。妻子让孩子仰起头，王某见了连忙制止。等他把车在路边一侧停好后，便回头和妻子解释这其中的道理。边说边从后备厢拿出一瓶冰可乐，幸好上车前从冰箱里带了几瓶出来。王某先给孩子喝了一口，并告诉他不要咽下，含在口里即可。随后，把冰凉的瓶子紧贴着孩子的前额，持续给他冷刺激。如此处理，没过几分钟，孩子的鼻血就不再流了。

妻子很好奇地追问他，怎么想到用这个方法止鼻血，他说是自己小时候，家里长辈这么做所以就学会了。

其实，出鼻血后人出于本能反应，会马上把头往后仰，这样做没有太大的意义，只是为了不让血从鼻孔出来，然后等着血小板凝结，自动止住血。在这个过程中，鼻子里的血只是流到鼻腔后方，进入咽喉，甚至可能会咽到食管里。所以流鼻血的时候，科学的做法是把头向前倾，让血自动从鼻孔里流出来。

而且，由于出鼻血的是小孩子，所以这个办法效果会更好。因为小孩子鼻子出血有90%以上都是发生在鼻子里面一个叫作立特氏区的部位。小孩这个部位的黏膜很薄，有丰富的血管，当秋冬季节空气干燥的时候，薄薄的黏膜上就容易长痂。这时候如果打喷嚏，会加速气流的冲击，有可能把痂冲掉，并连带着损伤下面的血管而致出血。此时把冰凉的可乐瓶紧贴前额，同时让孩子含一口冰可乐，目的就是进行冷刺激。血管遇到寒冷，肯定会收缩，所以在这个冷刺激下，立特氏区的血管就会收缩，血就能止住了。但当出血量大的时候，这些方法效果都不大，只能用强力压迫止血。

其实，在选材上不见得非得用可乐，但其中的道理是相通的。因为王某一家出门在外，条件有限，不得不就近选择。如果是在自己家里的话，最好先上一大碗冰水，然后拿个小手帕，卷成细条状并浸泡在冰水里，再塞进出血的鼻孔里，越深越紧越好，其目的是直接压迫出血点，刺激局部的血管并使之收缩。同时将鼻子整个浸泡在冰水里，加强冷刺激。如果鼻子出血量很大，直接把鼻腔浸泡在冰水里就可以了。以上止鼻血方法不但适用于儿童，成人也同样能用。

　　流鼻血虽然不是什么大麻烦，但总流鼻血也不是什么好事情。如果能做到提前预防的话就再好不过了。尤其是在夏季和秋季这两个最容易流鼻血的季节，有意识地锻炼鼻腔功能很有必要。

　　我们可以先接一盆水，然后把脸伸进去，浸没鼻腔进行吸气、呼气，注意用力均匀，足够把水吸入鼻腔即可，反复几次就可以达到锻炼效果。

　　之所以进行锻炼的另外一个原因是，鼻出血的原因多种多样，可能与缺乏维生素 C 和维生素 K 有关，也可能是中暑，还可能与动脉硬化、血管变得脆弱有关。锻炼鼻腔也可以对这些情形下的鼻出血起到良好的缓解作用。当然，在应对全身性疾病引发的鼻出血的时候要具体问题具体分析，有针对性地做好防治，情况严重的时候及时到医院就医。

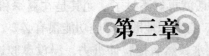

内科老偏方，小病一扫光

泡手五分钟，治头痛的简便方

头痛是现代人的一种常见病症，很多人靠止痛药来缓解头痛，但长期使用止痛药会给身体带来不利影响，为其他疾患埋下病根。

夏某是某高校的研究生。课程进入到二年级之后，业余时间比较充裕。本想自己创业，开一家小的广告公司。可是，偏偏这个时候犯了头痛病。他因此事常难受得拿头去撞墙。很多人都劝他去看医生。他说自己有医院恐惧症，说什么也不肯去。后来，想合作创业的同学王某见他病情严重，就托了自己另一个学医的好友来看。朋友问夏天离头痛的部位大概在哪里，奇怪的是"哪里都好像在痛"，就好比有一个沉重的滚球在转来转去，转到哪里哪里就痛。

这位学医的朋友笑了笑说："如果你分不清自己是哪里头痛，那么有一个治头痛的简便方法。"夏天离用这个方法尝试了一下，结果，痛感果然大大减轻了。

这个方法就是泡手法。具体方法如下：头痛发作时，把双手伸到热水里（水温以把手放进去能感觉到烫为宜），然后赶快抽回来，再放入水中，再抽回来，如此反复直到手指感到麻木，头痛就能缓解。

这个泡手法的治疗原理其实很简单。因为手指上的经络都通向心与脑，手受热刺激后就会打通经络，通则不痛，头痛自然就会得到缓解了。

这个小窍门操作简单，取材也简单，没有任何风险，所以，如果有朋友得了头痛，但是又像夏某这样说不清楚位置，不妨一试。

对于症状较轻的头痛，一般不用休息，只需要一个相对安静和舒适的环境。若能清楚地了解病痛点，可以有针对性地给予相应护理。另外，对于有头痛眩晕、心烦易怒、夜眠不佳、面红、口苦症状的病人，应加强其精神护理，消除病人的易怒、紧张等不良情绪，以避免诱发其他疾病。高血压病人应注意休息，保持安静，按时服降压药。

治疗紧张性头痛的两个秘制方

紧张性头痛的特征是几乎每日双枕部非搏动性持续性钝痛，如带子紧束头部或呈头周缩箍感、压迫感或沉重感。不伴前驱症状如恶心、呕吐、畏光或畏声、视力障碍等，许多病人可伴有头昏、失眠、焦虑或抑郁等症状，有疼痛部位肌肉触痛或压痛点、有时牵拉头发也有疼痛。颈肩背部肌肉有僵硬感、捏压时肌肉感觉舒适。紧张型（性）头痛可为较频繁发作，头痛间歇期日常生活不受影响，可与偏头痛并存。

马先生，今年45岁，头痛反复发作持续了20多年。据他自己说，在他16岁的时候出现前额胀痛的现象。此后，每年都会发作2~3次。到了25岁以后，发作渐频繁，每7~8天发作一次，如果疼痛发作时，服用止痛片可使头痛缓解。但是，近几年来几乎每天发作，全天均有疼痛，痛时难忍，每天服用多片止痛药，仍止不住反复的头痛。近一年来头痛加剧，服用常用的止痛药已无效果，需注射曲马朵止痛，平均每天要自行肌肉注射6~7次，严重时最多需注射9次。医生诊断为慢性紧张型头痛和止痛药过度使用性头痛。因为止痛药的累积使用量过大，其副作用已经对马先生的身体产生综合性的不良反应，所以，再采用一般的止痛药品效果都不好。所以建议其采用中医的温和调养方，以达到解痉止痛、活血化瘀的功效。

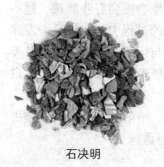

石决明

马先生选用的是广传于民间，口碑很好的调养方，此方主要包含菊花 10 克，薄荷 10 克，生石膏 30 克，酒大黄 5 克，当归 10 克，川芎 10 克，白芷 10 克，细辛 3 克，藁本 10 克。只需要以水煎服，一日服用 1 次即可。马先生按照此方连续服用了一周，效果显著，头痛的次数越来越少，并且痛感也在降低。又持续使用了一段时间之后，头痛现象基本消除。

除了此方之外，还有另外一款草药方与此方具有类似效果，不过因为取材上对常人而言较为生疏，所以简单介绍一下，仅供大家参考。

这款推荐方的使用方法是先准备生石决明 30 克（先煎），大川芎 9 克，香白芷 4.5 克，北荆辛 4.5 克，水煎服。病程长的慢性病人可加枸杞子 12 克，青陈皮各 4.5 克。

口含生姜一小块，先止痒后止咳

刘某是某小学的数学教师，做老师不到四年，但是毛病却落了一身，如静脉曲张、咳嗽。他的咳嗽是一咳就要好长时间，非常苦恼。而且，因为给学生上课必须要讲话，边咳边讲很是难受。后来，有亲戚告诉他晚上睡觉时嘴里含片生姜就能止咳嗽。

怎么可能这么简单呢？他半信半疑地试用起来，晚上睡觉时含2 片生姜。说也奇怪，连含了两三天以后，咳嗽就基本上好了。为了巩固这意想不到的效果，他又含了两三天，咳嗽完全好了。

其具体方法是：将生姜洗干净，先切去一小块，使生姜有个平面的切口，然后再切 1 ～ 2 毫米厚的薄片，晚上睡觉时将 1 ～ 2 片姜片含在嘴里腮帮的一侧或两侧，开始嘴里会感到有些麻辣，过一会儿就适应了。第二天起床时吐出。在含的过程中，如果嗓子发痒要咳嗽，可用牙齿轻轻一咬生姜，使姜汁与唾液一起慢慢咽下。姜汁通过喉部时能抑制嗓子发痒，可以减少咳嗽。如果条件许可，白天也含含姜片，治咳嗽的效果会更好。

生姜味辛辣，是一种散发风寒的药物。一般的咳嗽，大多是由于受了风寒，生姜正好能散发寒气，祛痰解毒。

《名医别录》中说："生姜，微温，辛，归五藏。去淡，下气，止呕吐，除风邪寒热。"

绝大部分咳嗽是由于呼吸道疾病引起的，因此预防呼吸道疾病是防止咳嗽的关键。预防措施应做到如下几点：

（1）加强锻炼，多进行户外活动，提高机体抗病能力。

（2）气候转变时及时增减衣服，防止过冷或过热。

（3）少去拥挤的公共场所，减少感染机会。

（4）经常开窗，流通新鲜空气。家人患感冒时，室内可用醋熏蒸消毒，防止病毒感染。

（5）及时接受预防注射，减少传染病发生。

巧用热水袋治气管炎、哮喘

根据有无过敏源和发病年龄的不同，临床上将哮喘分为外源性哮喘和内源性哮喘。外源性哮喘常在童年、青少年时发病，多有家族过敏史。内源性哮喘则多无已知过敏源，在成年期发病，无明显季节性，少有过敏史，可能由体内感染灶引起。无论何种哮喘，轻症可以逐渐自行缓解，缓解期无任何症状或异常体征。

某年春节，高某坐火车回家探亲，由于卧铺车厢只有一床毛毯不能抗寒，使他患了感冒。探亲1个月，吃药打针有10天左右，最后还是落下了后遗症。一受凉就咳嗽不停，一感冒就上不来气，经常半夜坐起来往嘴里喷药。后来发展到马路上的尘土，春天树上飘落的花絮，甚至张嘴大笑都会引发他不停地咳嗽，上不来气，在单位他成了有名的"病包"。经过诊断，他知道自己的病属于外源性哮喘。

俗话说有病乱求医，高某知道这种病在人老了以后会带来什么样的严重后果，便不惜财力想治好这种病，中药、西药都尝试过，结果钱没少花，可病却是老样子。自己泄气了，心想这讨厌的病要折磨自己一辈子了，可又无可奈何。

后来，高某听家乡的老人说用热水袋热敷可治哮喘，试用之后，发现病情减轻许多。连续热敷了几天，咳嗽减轻了，从此高某每天晚上睡觉背上都背着热水袋，这样坚持了一个冬天。也许是热水袋由烫到温热的整个过程使背部血液流通，驱除了肺部长期积存的寒气，他现在连续运动都不累，咳嗽、气喘的感觉都没有了，自我感觉良好，热水袋使高雷明过了一个轻松愉快的冬季。

除了偏方疗法之外，哮喘患者在饮食上应当多注意。许多食物如鱼虾（海鱼）、芝麻、贝壳类、坚果类（腰果、花生等）、奶制品甚至小麦制品等，可作为过敏源引起哮喘发作。对此，在明确过敏源后，可以通过饮食调控来尽量避免进食相应的食品，或高度可疑为过敏源的食品。此外，如哮喘患者常有痰浊内伏之病机，此时不宜食用猪肉、鱼肉或肥甘油腻之品，因其可助湿生痰，可多进食萝卜、丝瓜、薏米、柑橘、银杏等化痰利湿之品；对素体有内热或痰热的患者，不宜吃辣椒、花椒、芥末、茴香等辛辣刺激性食品，因其性温化热，可进食绿豆、油菜、苦瓜、柚子等清热之物。

调治气管炎的高招：海蜇牡蛎丸

吴某是某 IT 公司的工作人员，是一名被气管炎困扰多年的患者。他病情的基本状况是干咳，常伴胸骨后闷胀或疼痛，偶有发热现象，但多能在两天之内恢复正常。但是，由于多喘，使其运动受限，平时基本不敢跑步，跑一小会儿就要休息半天。每次难受发病的时候，病程都可以用"拖泥带水"来形容，病程长而且易反复。

后来，一位老友为他推荐了海蜇牡蛎丸疗法。因为好奇也出于尝试的心理用了三次，效果还不错。

具体的做法是先取海蜇 30 克，牡蛎 5 克，蛤壳 5 克，蜂蜜 3克，然后将海蜇煎成膏后烤干磨粉，把牡蛎、蛤壳炸后磨粉，把海蜇粉、牡蛎粉、蛤壳粉与蜂蜜混合后搓成丸（为 1 日用量），分 3次，饭后服。10 天为一疗程。

因为海蜇有清热解毒、化痰软坚、降压消肿的功效，所以称为此方的主药。在《归砚录》中是这样描述其药用功效的："海蜇、妙药也。宣气化痰、消炎行食而不伤正气。故哮喘、胸痛、癥瘕、胀满、便秘、带下、疝、疽等病，皆可食用。"所以，海蜇牡蛎丸对气管炎、支气管炎患者疗效显著。此方值得一试。

预防气管炎要避免引发该病的不利因素，这样就可以大大降低反复发病和患病的概率了。那么哪些条件下容易患气管炎呢？

首先是营养条件差。蛋白质（肉、蛋、鱼、豆制品）摄入不足，会使血液中的蛋白质（包括白蛋白、球蛋白）含量低，结果造成抵抗微生物的抗体形成少，对微生物的抵抗能力低，也就是说免疫力会降低，容易得气管炎。

其次是居住条件差。如果在冬天没有必要的取暖措施，又很少开窗通风的话，就很容易患上气管炎。而且，如果同一房间内的一个人患了感冒、上呼吸道感染或慢性支气管炎急性发作、肺炎，这个人在咳嗽时，致病的微生物可能通过飞沫污染空气，传染给周围的人。这是居室拥挤、开窗通气较少的居民易患气管炎的原因。

再次是衰老因素。随着年龄增长，与致病因子（如吸烟、微生物感染和空气污染物）的接触时间也越长；年龄越大，肺功能亦日益减退，气管、支气管、细支气管等呼吸道的防御功能也逐渐减弱，全身对微生物的免疫力也日渐降低，这种情况下易诱发气管炎。

为了有效防止上述不利条件的产生，我们应当养成良好的生活习惯。比如有吸烟习惯的首先要戒烟，这是因为吸烟者比不吸烟者气管炎发病率高出许多倍。

应尽量多参加锻炼，增强机体的抵抗力。运动量要根据自己的身体情况而定。每天早晨可散步、打拳、慢跑等，这样能呼吸新鲜空气，促进血液循环，冬季锻炼能提高呼吸道黏膜对冷空气的适应能力，让你的气管不那么弱不禁风。

在室内的时候也要注意合理调节室温。冬季室内温度不宜过高，若与室外温差大，则易患感冒。夏天不宜贪凉，使用空调温度要适中，否则外出易患"热伤风"诱发气管炎。最后应记得，经常通风换气是预防慢性支气管炎复发的重要措施。

防治咽炎，小鹌鹑有大功效

一般说来，容易受到下列因素影响的人更容易得咽炎：长期生活在寒冷干燥的环境内，或者工作环境的空气被粉尘、化学气体污染，或者咽喉长期受烟酒、辛辣食物的刺激；由于工作需要频繁用嗓子的人，如教师、演员等，因长期用嗓较多，可刺激咽部，引起慢性充血而致病；经常加班、吸烟或者嗜酒的人也容易得咽炎。因为过度疲劳、烟酒过度会导致全身及局部抵抗力下降，病原微生物乘虚而入而引发本病。

孟某是某图书出版公司的编辑，因为工作原因，经常加班。遇到工作量繁重的季度，还会有偶尔熬夜的情况。每次加班之后的第二天早晨，她都会发现自己的慢性咽炎症状加重。感觉自己咽喉疼痛、灼热加重，咽部发痒，引起阵阵刺激性咳嗽，如果不频繁喝水的话，会感觉讲话和咽唾液也很费劲。为了让自己好受一些，她不得不半夜起床喝水，但也只能暂时缓解症状，很快就又感咽干。因为吞咽困难所以在饮食上也受到了限制，基本以柔软的流食为主。

在服用药物未见好转的情况下她开始打听食疗的办法。后来，一位对养生饮食颇有研究的朋友向她推荐了冬笋炒鹌鹑片。按方服用几日之后，效果显著，喉咙不痛了，咽部的异物感也不那么明显了，饮食恢复了正常，生活重新上了正常的轨道。

冬笋炒鹌鹑片的具体做法如下：准备鹌鹑肉 500 克，鸡蛋 1000 克，冬笋 120 克，清鸡汤 60 克，水发冬菇 15 克，以及调料。然后将鹌鹑肉切薄片，用料酒、盐、鸡蛋清、湿淀粉拌匀。把锅加油烧热后，将鹌鹑片过油、捞出，锅内放入姜、葱、冬笋片、冬菇片，稍煸炒，最后再将鹌鹑片倒下去，用料酒炝锅，以酱油、白糖、盐、胡椒面、清鸡汤、湿淀粉调成汁，顺锅边倒入，待烧开后用勺推动，加味精和少量猪油即可食用。这个方子的好处在于治疗有效又不失美味，可谓一举两得。

其实，上述事例中孟某的咽炎加重很大程度上与她熬夜加班，不注意日常护理有关。要知道，这种行为等于在耗费自身的精气神，说的再通俗一些就是伤元气。

此外，某些全身性疾病的局部表现也可能出现咽炎症状，如心脏病、支气管炎、哮喘、肝脏病变、糖尿病及慢性肾炎等。如果是这种情况的咽炎，不要用任何偏方疗法，请尽快就医。

闻一股指甲烟，呃逆无影踪

偶尔的一两次打嗝也许没有什么问题，但如果屡禁不止，就可能是身体生病的信号了。呃逆是由于某种原因引起横膈痉挛，同时由于喉内的声门没有充分打开而发生杂音，常常在吃饭过快、食物过热时产生。一般情况下，数分钟即可平息。有的主要表现是喉间呃呃连声，声音短促，频频发出，病人不能自制。临床所见以偶发者居多，为时短暂，多在不知不觉中自愈；有的则屡屡发生，持续时间较长。呃声有高有低，间隔有疏有密，声出有缓有急。发病因素与饮食不当、情志不遂、受凉等有关，本病常伴胸膈痞闷、胃脘嘈杂灼热、嗳气等症。

对呃逆一症，有许多治疗的方法，但对顽固性呃逆通常只能暂时缓解而不能彻底治愈。下面为大家介绍一种吞指甲烟法：

剪取人指甲（或趾甲）4～5片与适量烟丝同装入烟斗，或将指甲插入香烟末端，点燃后吸烟吞下，连续吸完指甲烟，呃逆即止。一般1～2次，不超3次治愈。这种方法对单纯性的呃逆有较好疗效。经济方便，而且疗效满意，值得推广。但须注意吞咽方法，只能把烟吞入胃中，不能把烟吸入肺内，否则效果大减或无效，这往往是吸烟者较难做到的。

而且，如果病人是在某些慢性疾病后期出现的呃逆症且非常顽固，治疗棘手的，应及时去医院进行细致的诊治。因为这可能是其他病症的前兆。如果持续不停地连续几天打嗝儿，也有可能是横膈、心脏、肝脏疾病或者肿瘤的症状，所以需要就医确诊后再慎重选择治疗方案。

两个食疗方，让眩晕成为"过去时"

细心的人不难发现，生活中经常受到眩晕困扰的人多具有一定的职业特征，如汽车司机、高危作业人员等。

王某是某旅游公司的司机，他最主要的工作就是安全准时地接送游客，此工作一干就是十几年。因为长年往返于各大旅游景点，所以难免落下职业病，比如视力疲劳、肌肉僵硬等。后来，为了获得更高的收入开始跑长途，收入虽然增加了，但是身体越来越糟了。

由于长年长途跋涉，加之路面状况复杂，精神高度紧张，往往容易眩晕，而这一现象对于开车的司机来说是相当危险的。因为眩晕的主要表现是眼前发黑，视物模糊为目眩，感觉自身或外界景物旋转，司机失去了方向感自然容易出事故。自从一次病发时，蹭坏了汽车的保险杠之后，公司让他回家静养，这让他很失落。为了治好眩晕症，他四处求医问药。后来他偶然听到两个老偏方，便试着用了一段时间，果然好了很多。

他所选用的两个食疗方分别是鸡蛋丝瓜汤和白菊花茶饮。

鸡蛋丝瓜汤的具体做法是：准备鸡蛋7只，去外皮和子的丝瓜络1只，加水4大碗同煮；鸡蛋煮熟后去壳，在蛋上划7～8刀，放入锅内再煮，至水减少到2大碗左右即成。喝汤吃蛋，分2～3次服完，可治轻症疲劳性眩晕。

白菊花茶饮的制作方法是：每次用白菊花、银花6～7克，用沸水冲泡当茶饮，可治头痛、眩晕、失眠。

除了上述食疗方之外，眩晕患者在平时的饮食中也要有所宜忌。

眩晕患者宜选择下列食物：芝麻、桑葚、胡桃、猪脑、旱芹、海蜇、白菊花、松子仁、枸杞子、天麻、何首乌、人参、龙眼肉、牛肉、牛肚、狗肉、海参、荸荠、金橘、橘饼、枸杞子、荷叶、驴肉等。

此外，还要注意保持良好的心态与愉悦乐观的心情，保障充足的睡眠，安静的环境，新鲜的空气。这些都是病症尽快恢复的重要催化剂。在适宜的气候下，经常去室外比较幽静的地方散步，少去拥挤及空气污染大、不流通的地方。平时的工作与生活中不要过于忧虑，不要给自己添加很重的心理压力，多参加一些简单的娱乐活动，以此转移注意力。

夏季心悸吃龙眼，安神又舒心

夏季到了，天气逐渐转热，传统中医认为，"暑易伤气""暑易入心"。心律失常病人要格外注意养心，如果出现心悸、胸部悸动、

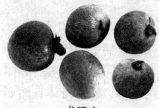

龙眼肉

头晕目眩、突发气急、阵发性虚弱、晕厥或突然意识丧失等症状，需要警惕心律失常发生。

由于夏天出汗多，血液相对黏稠，这都会加重心律失常患者的心脏缺血缺氧反应，导致心律失常的高发。此外，炎热的天气容易让人急躁，烦躁不安、情绪激动，如果控制不好情绪，极易诱发心律失常，再加上夏季昼长夜短，夜间的睡眠时间减少，睡眠质量会大打折扣，也是心律失常容易复发的诱因之一。

这里为大家推荐的食疗偏方是龙眼肉炖鸡汤，通过多方验证之后被证实对于心悸、心慌有突出疗效。其主要的制作方法是：准备肥母鸡1只，龙眼肉150克，盐、料酒、胡椒粉、味精、葱、姜适量。先将鸡宰杀，清洗干净，入开水锅内焯水后捞出，洗去血沫放入砂锅内。再放桂圆肉及辅料，用大火烧开，后改用小火炖2小时左右，除去葱、姜，加味精调味即可食用，可以补气健脾，养血安神，适宜心脾虚弱、气血不足、失眠头晕者调补，也可用于久病体虚、产后进补。

此方一般人都可以食用，尤其适合心悸、失眠、神经衰弱、记忆力低下、贫血等患者食用，也很适宜于老年人气血亏虚及妇女产后虚弱乏力者食用。

龙眼之所以能发挥治疗效果是因为其营养丰富，故自古以来被视为滋补佳品。其中含有丰富的水分、维生素C、胡萝卜素、维生素 B_1、维生素 B_1、烟酸，还含有有机酸、腺嘌呤和胆碱等成分，糖、蛋白质以及磷、铁、钙多种矿物质等营养成分。最重要的是，龙眼具有健脑益智、补益心脾、养血安神之功效，可以治疗贫血、气短、心悸、失眠、健忘、神经衰弱等症，又可治疗病后或产后身体虚弱、肠风下血、脾虚泄泻、产后水肿等。

在服用此治疗方的同时，需要注意以下几点：

由于龙眼属于温热食物，多吃易滞气，因此一次不宜吃得太多。

因含糖分较高，糖尿病患者当少食或不食；凡外感未清，或内有郁火、痰饮气滞及湿阻中满者忌食龙眼。又因龙眼肉中含有嘌呤类物质，故痛风患者不宜食用。

此外，在夏季出现心律失常的病人养心应该注意以下几点：

首先是要睡眠好。高质量的睡眠可以预防疾病的发作。俯卧是最不宜采取的睡姿，因为俯卧会压迫心脏和肺部，影响呼吸。心律失常患者以及心脏病患者，应采取右侧卧的睡姿，保持身体自然屈曲，因为这种姿势有利于血液的回流，以减轻心脏的负担。如果出现胸闷、呼吸困难，可采取半卧位或30度角坡度卧位，从而减少心律失常的发生。在睡前不宜观看令人兴奋、激动的比赛或节目，不喝茶和咖啡等刺激性饮料。

其次，避免做剧烈运动。因为剧烈运动时，心脏的负担大大加重，致使心脏不能承受突然的刺激，而加重心律失常或心力衰竭，甚至会引起脑血管病变或突然死亡。心律失常患者应坚持动静结合原则。适合心律失常病人做的运动有：散步、慢跑、太极拳、保健操等。运动中应感觉良好，不伴有头晕、胸闷、胸痛、心慌、气短和咳嗽、疲劳等现象，若有上述不适出现，则应立即停止运动。

最后，饮食要清淡。可以多喝一些汤粥，如苦瓜粥、菊花粥等，既能补充水分，又能解暑消夏。

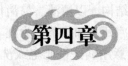

第四章

外科老偏方，巧治日常伤痛

生土豆治疖子，土方也是妙方

疖子，中医认为是热毒侵入皮肤而发病，属于疮疡热证，所以又称"热疖"。细小如钉而反应较重的疖子，则称为"疔疮"。疖子以头、面、颈、背、臀等处最为多见；疔疮主要见于颜面及手指、足趾。疖子虽小，但也不可忽视对它的预防和治疗。

赵女士因为身上经常长疖子而深感困扰，她的疖子主要集中在臀部和两腿内侧，而且经常是复发在原来就有疖子的部位，疼痛难忍。但一般几天工夫就下去了，然后再长，总也不间断。但是这样反复地好了治，治了又得，实在让她苦不堪言。在一次老同学的聚会中，无意间得到了用生土豆治疗疖子的偏方，谁料想，一用就灵，这简直让她喜出望外。

具体的用法很简单，就是用生土豆捣烂，涂患处用布包好，每日换一次，一般一周（7天）即可痊愈。土豆有很好的呵护肌肤、保养容颜的功效。新鲜土豆汁液直接涂敷于面部，增白作用十分显著。也正是因为这种快速有效的肌肤修复能力，使其对治疖子有消除红肿、驱脓外出的效果。

其实，反复长疖子主要是因为细菌感染，以金黄色葡萄球菌最为常见。总的来说，主要是对葡萄球菌的抵抗力比较差所致，患者可能存在以下几种情况：一是血糖高，二是局部经常出汗，三是肥胖，四是可能伴有免疫功能低下的疾病。

为了最大限度地避免疖子，生活中应遵循下面五点建议：

第一，要保证每天 7 ~ 8 小时的良好睡眠。

第二，调整好饮食结构，以清淡、易消化、富营养的食物为宜。

第三，多喝水，以凉开水和淡茶水为宜。

第四，勤洗澡，注意用弱酸性肥皂或洗浴液；温水洗澡，不要冲冷水，避免刺激皮肤。特别是洗澡时不要把皮肤搓得通红，这样会使皮肤遭受感染。浴后用柔软的毛巾轻轻擦干皮肤即可。

第五，穿透气吸汗宽松的棉质衣服，一旦被汗湿透，要及时更换。平时要注意饮食，少吃辣椒并少喝酒，尽量避免肠胃刺激。

另外注意不要太劳累，因为太疲劳会使抵抗力下降。

治便秘吃麻子仁最管用

便秘虽然看起来很麻烦，但其实关于便秘的治疗早在几千年前就已经有所研究。而且，不少经典的食疗偏方流传至今，麻子仁粥就是其中之一。

麻子仁粥

材料：取麻子仁 20 克，大米 100 克，白糖适量。

制法：先用清水将麻子仁洗干净，然后放入加了清水的锅中。第一步，浸泡 10 分钟。第二步取其汁，加大米煮粥。第三步，粥煮好之后放入白糖。第四步，再煮，直到煮沸两次之后熄火。

用法：每天服用一碗，连续服用一周（7 天）即可有效。

我国古代医学著作《伤寒论》中对麻子仁的医学药用就已经有所记载，其中提及，麻子仁制成丸剂之后，可以润肠泄热，行气通便。《本草纲目》中记载，麻子仁可以润肠通便，滋养补虚，适用于邪热伤阴，或素体火旺，津枯肠燥所致的大便秘结，脘腹胀满，恶心欲呕等。

其实，除了麻子仁，无花果、蕨菜、红薯、蜂蜜等都可以促进排便。

需要注意的是，便秘主要分为两类：热秘和虚秘，虚秘又分为气虚和血虚。热秘是由体内热毒引起的，需要润肠通便。而气虚则是大肠传导无力，血虚则因津枯不能滋润大肠。症状虽然差不多，但病因不同，因此对于体内毒素，切忌不可"一泻了之"，用食物泻法来清肠就比较安全。

柿子做汤，轻松解决痔疮问题

在日本，柿子是第三种重要的水果（仅次于柑橘和葡萄），而且柿饼、柿霜、柿叶皆可入药，故柿子又有"天然药库"之称。柿子含有丰富的蔗糖、葡萄糖、果糖、蛋白质、脂肪、瓜氨酸、果胶、胡萝卜素、维生素 C、钙、磷、铁、钾、镁、碘等，营养价值很高。

中医认为柿子性寒，味甘、涩，具有补虚健胃、润肺化痰、生津止渴、清热解酒之功效，可以治疗高血压、痔疮出血、便秘、肺痨咳嗽、虚热肺痨、咳嗽痰多、咯血、水胀、气胀、黄疸、便血等症。

下面推荐一款专门治痔疮的柿子食疗方，已经被很多人验证，可以放心试用。具体的制作方法是：准备新鲜柿子 1 个，黑小豆 30克。柿子洗净去柿蒂，切成柿丁，黑小豆洗净，二者同放入瓦罐中，加清水 300 毫升、食盐少许，共煎 20 分钟后沥出汤汁，趁热饮用，每日 1 剂。此方具有清热止血的功效，可用于治疗尿血、痔疮出血等病症。

此外，不同形态部位的柿子食品其食疗的效果也是不一样的。具体说来，有以下几方面的药用效果。

柿饼：味甘，性平，具有润肺化痰、补脾润肠、止血等功效，用于燥痰咳嗽、腹泻、便血、痔疮出血等症。

柿霜：味甘，性凉，具有清热、润燥、止咳等功效，适用于口舌生疮、咽干喉痛、咯血等。

柿蒂：味甘，性平，具有降气止呃功效，适用于呃逆不止等症。

柿叶：嫩柿叶以开水泡，代茶饮，能软化血管、降低血压、防止动脉硬化，并有清热健胃、助消化的作用，对高血压、冠心病有一定的疗效。由于嫩柿叶有利尿作用，所以柿叶茶还可以用来解酒。

此外，需要注意的是，有的人适合此食疗方，有的人则不能使用。

宜食者：对于痔疮出血、大便燥结、热病烦渴、肺热咳嗽、高血压、甲状腺病、咯血、便血等患者及醉酒之人很适合使用此方。

忌食者：凡脾胃虚寒、便溏、腹泻、体弱多病、妇女月经期与产后以及糖尿病患者，均忌食柿子，贫血患者也应少吃为好。

需要注意的是，柿子中含有单宁，单宁主收敛，遇酸则凝结成块，并与蛋白质结合而产生沉淀，故切忌空腹食用鲜柿子，否则胃酸与柿子内的单宁相结合最易形成"柿石"，随即产生腹胀、腹痛。

此外，柿子忌与红薯同食，因食用红薯后会产生大量胃酸，再吃柿子就会沉淀成块，既难以消化，又难以排出，对人体非常有害。柿子也不可与螃蟹同食，因为蟹肉富含蛋白质，遇柿子中的单宁则凝结成块而不易消化，多食必然引起胃肠疾病。

乳香、没药膏，肛裂这就好

何女士，24岁患痔疮、肛裂一年，今年上半年旧病复发。内痔脱出嵌顿肿胀，大便后下鲜血，排便时疼痛，呈痉挛、间歇性痛。行坐困难、食欲缺乏。诊断结果为内痔嵌顿，肛裂并外痔。

因为自身体质的原因，经过慎重的考虑，何女士决定用中医疗法治疗。她所选择的方子是这样的：乳香、没药各20克，丹参10克，冰片5克，蜂蜜30克。具体的制作方法是，先将前四味药研为极细粉末，用75%乙醇适量，浸泡5天左右后，加入蜂蜜调匀，即行煎熬加工成膏状，然后贮于消毒玻璃瓶备用。用时，先排尽大便，以1：5000高锰酸钾溶液坐浴10分钟左右，再用过氧化氢溶液清洗裂口创面，并以干棉签吸干泡沫，将药膏适量敷于创面，然后覆盖无菌纱布，用胶布固定。每天换药1次，直至裂口愈合。

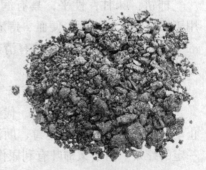

何女士应用此方后终获痊愈，其身边不少朋友也都在打听这个方子。

没药

其实，很多患者都是因为对自己不够关心才会拖到不得不治疗的时候才四处寻找良方。试想一下，如果我们每个人都能将保健养生的观念放在心上，体现在生活细节中，疾病自然会离我们遥远。

还有的患者因为不能确定自己的症状，而又因部位敏感所以拖延。肛裂的临床表现主要有疼痛、出血、便秘、肛门瘙痒等症状，我们可以通过这些肛裂的症状进行家中的自我检查，如果你有了这些症状，那么快去医院治疗吧。一要看是否疼痛：其主要表现为疼痛剧烈，持续性剧疼，可持续加剧，数小时后可自动缓解。二要看是否出血：排便时，损伤创面，可致裂口出血。

冰水加浓糖浆，治好小烫伤

一天傍晚，方方的邻居领着他的孩子小雯雯来找她，原来小雯雯吃饭时打翻了一锅热汤，结果胳膊被烫到了，孩子号啕大哭了起来，家里又没有烫伤膏，邻居连忙来方方这里问问看是否有烫伤膏。

方方看了一下小雯雯的胳膊，幸好只是几处小面积的皮肤被烫到。方方从冰箱里拿出一大瓶冰水，把冰水倒进盆里后，让小雯雯把胳膊完全浸泡在冰水里，一会儿小雯雯就放低了哭声。

于是邻居向方方请教这个方法的奥妙。方方告诉他，皮肤烫伤后第一时间的处理原则不是找膏药涂，而是进行冷却和散热。有冰水的话，就用冰水浸泡烫伤的地方，也可以用冰水浸湿的毛巾敷在上面，至少要敷半个小时。如果一时找不到冰水，用自来水不停地冲洗也行，这样可以通过水流带走局部的热量，达到冷却降温的效果。

这种冷疗的方法是欧洲冰岛的渔民们最早发现的，与足球运动员受伤后，队医喷液态氯乙烷让局部迅速冷却是同一个道理。通过降低温度使伤口处的血管收缩和组织代谢速度减慢，从而抑制炎症反应，并减轻水肿。另外，低温下皮肤的感受器会变得麻木，因而会起到迅速止痛的效果。

半个小时后，方方让小雯雯把胳膊从冰水里拿出来。因为方方家里也没有准备烫伤膏，就用碗装了大概一两白糖，倒了30毫升左右的冰水，调成一碗浓浓的白糖浆，然后用棉签把糖浆轻轻涂抹在小雯雯的患部，再裹上纱布固定。

邻居看了很是惊讶，不太相信这么简单的土方法就能治烫伤。方方告诉他烫伤治疗在冷疗处理之后，接下来的工作就是促进伤口愈合以及防止伤口感染，而浓糖浆就完全可以达到这些效果。由于糖浆浓度很高，所以细菌一粘上去，很快就会脱水死亡。另外，浓糖浆里含有大量的糖分，在伤口组织生长、修复的过程中能提供足够的营养，使伤口加快愈合。

用铁角凤尾草应对虫蜇

任何人都不希望自己受到伤害，尤其是在心情舒畅的时候。试想一下，如果你正在利用好不容易得到的假期，和家人朋友在一起，却被虫子或者别的动物蜇了，心情岂不是会一落千丈？

余某是一个摄影爱好者，前些日子和几位朋友外出郊游采风的时候，不小心被一种马蜂蜇伤了。原想没什么大不了的，不料又痛又肿。正当他手足无措的时候，有个同伴不知从哪儿弄来一把铁角凤尾草，用随身带的水洗净后，放入口中咀嚼，然后将汁连同唾液一起擦到余中立伤口上，其痛处很快就好了很多。

等大家都安全回到休息场所的时候，余中立惊喜地发现，伤处已完全消肿了。

为什么这个铁角凤尾草这么管用呢？

铁角凤尾草是铁角蕨多年生草本，全国各地均有分布，以全草入药，四季可采，洗净，鲜用或晒干。其味淡，性凉，叶含黏液质，具有清热解毒、渗湿、调经止血、散瘀等功效。外用可治烧烫伤、外伤出血、毒蛇咬伤等。外用可取适量鲜品捣烂敷患处。如果像例子中的伤者那样将其放在口中充分咀嚼，将汁连同唾液涂在伤口上，其涩味与唾液都具有止血、消毒、消炎的作用。

萝卜皮外敷，治愈足跟痛

读中学时因为家里穷，郭某连一双鞋都买不起，经常赤脚上学。

每当剧烈运动，如打球、跑步或较长时间地走路时，郭峰的右脚跟就疼痛得不能着地。奇怪的是，右脚跟很疼，但看上去不红也不肿。母亲偶然听一位老人讲，郭峰这个病有一个偏方可以试试。母亲如获至宝，千恩万谢，回家便急不可待地帮郭峰治疗。

方法是：用白萝卜皮，在锅里煮熟，之后用布把萝卜皮敷在病患的脚跟上，萝卜皮凉了之后，再将萝卜皮加温，再包敷，每天1次，每次大约半小时即可。如此反复，大约持续用了10天，脚跟的疼痛竟然奇迹般地减轻了，母亲特别高兴，接着给郭峰敷治，直到脚彻底不疼为止。

李时珍在《本草纲目》中说："萝卜化积滞，解酒毒，散瘀血甚效。煎汤可洗脚气，生捣涂可治火伤。"中医认为，萝卜有利关节，具有行风气、散瘀血、疗脚气和外伤的作用。郭峰用萝卜皮外敷法治好了脚跟痛，正是由于它的这个药性。

预防脚跟痛，重在日常生活中注意对足部的保护，可以参考以下方法：

（1）多参加户外活动，如慢跑、散步、骑车、打乒乓球等，使足跟部关节、韧带保持良好的弹性和韧性。

（2）减轻挤压。要参加较长距离的远足，如旅游、爬山时，最好穿软底、弹性较好的胶鞋或加厚鞋垫的布鞋。

（3）自我按摩。经常做自我按摩。可以盘腿而坐，以手掌推脚底板，从跟部向脚尖按摩。

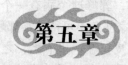

男科老偏方，还男人阳光

韭菜炒鲜虾，让男人更阳刚

在性功能障碍中，阳痿是最常见的男子性功能障碍，它是指阴茎不能勃起，或硬度不足，无法插入阴道进行性交。因为阳痿的主要表现为阴茎痿软，所以中医又称其为阳痿。阳痿分为功能性和器质性两大类，临床上绝大多数为功能性病变，属于器质性病变者极少。

中医认为，青壮年发生阳痿多是因为本身相火偏旺，又经常纵欲或者严重手淫所致。有的男人因为偶尔一次的阳痿，在心理上留下了阴影，本来可以顺利完成的事，却因为过度紧张而屡次失败。这种情况下除了药物治疗外，还要采取适当的心理疗法，一般都能获得不错的恢复。

下面为大家推荐一款食疗方，以供参考选用。

取鲜虾 250 克，鲜嫩韭菜 1000 克，醋适量，植物油、黄酒、酱油、生姜丝各少许。虾洗净取仁，韭菜洗净切段；先用热油锅煸炒虾仁，然后放醋等其余调味品，稍烹即可。将韭菜煸炒至嫩熟的程度，烩入虾仁即成。每日 1 剂，连服 3 个月。

同时注意性生活要适可而止，如果过度追求床笫的乐趣，反倒会引起阳具不举。那么，男人的性生活应该坚持怎样的频率呢？一般认为，20～30 岁的人，性活动处于旺盛时期，每周可 3 次左右；31～40 岁的人，每周不超过 2 次；41～50 岁的人每月 4～6 次；51～60 岁的人，每月可 2～3 次；60 岁以后，进入老年期，每月也应起码保持1次以上。这是从总体而言，各人可视具体情况适当加减。

车前子降血压，阳痿也没了

王先生40多岁了，阳痿都快半年多了，有次在路上看到了一小卖店里关于壮阳的宣传，便兴冲冲地买了一盒药。可刚吃完没多久，他就觉得身体不舒服，先是恶心，后来就头晕，险些昏倒过去。

家里的人赶紧将王先生送进了医院，原来王先生本身就有高血压，如果再吃些壮阳之药，必然引起急性发病，好在医院将他抢救了过来。一气之下，王先生将这家小卖店告上了法庭。一次与同为高血压的好友聊及此事时，朋友笑说，自己曾经也有阳痿，不过后来看过中医后，用车前子泡水把血压降下去了，没想到阳痿的困扰也解除了。听了朋友的话，王先生有些心动，次日便在药店买了车前子泡水喝，数月后，他的血压降了不少，性生活也终于如愿以偿。

其实，高血压和阳痿一直是一对"难兄难弟"，血压一旦高起来，男人的性功能肯定会受到影响。这种因高血压引起的阳痿很好解决，正如王先生那样，只要用一些药物把血压降下来，性功能障碍自然而然就会解决了。这在医学上有个专门的术语，叫"联合治疗"。用车前子降血压，可每日煎服9克的车前子，如果服用一个月效果不明显，可增加至30克。三个月为一个疗程。

车前子能够降压，主要在于它的三个特点。第一，它可以利尿。第二，车前子中含有的车前子酸、琥珀酸等物能让人体的某些组织产生组织胺或者直接作用于组织胺，从而使血管扩张，血压降低。第三，车前子中的车前草素能兴奋副交感神经，阻抑交感神经，使末梢血管扩张，从而导致血压下降。

韭菜子，让你不再轻易缴"泄"投降

韭菜子被医学家认为补肾壮阳中的小人参。韭菜子，即我们日常食用的韭菜种子。据《本草纲目》记载，韭菜子的功效为补肝肾、暖腰膝、助阳、固精，主要用于阳痿、早泄、遗精、遗尿、小便频

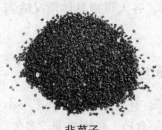

韭菜子

发、腰膝酸软、冷痛、白带过多等症的治疗。据现代医学分析，韭菜子具有如下保健功效：

（1）补肾温阳。韭菜子性温，味辛，具有补肾温阳作用，故可用于治疗阳痿、遗精、早泄等病症。

（2）益肝健胃。韭菜子含有挥发性精油及硫化物等特殊成分，散发出一种独特的辛香气味，有助于疏调肝气，增进食欲，增强消化功能。

（3）行气理血。韭菜子的辛辣气味有散瘀活血、行气导滞作用，适用于跌打损伤、反胃、肠炎、吐血、胸痛等症。

（4）润肠通便。韭菜子含有大量维生素和粗纤维，能增进胃肠蠕动，治疗便秘，预防肠癌。

早泄的男人在服用韭菜子时，既可以单独服用，也可以研末蜜丸服，每次5～10克为宜。但要注意，阴虚火旺者忌服。这里，再向大家介绍一种以韭菜子为主的药膳——韭菜粥。

材料：韭菜子10克，粳米50克，盐少许。

做法：将韭菜子用文火烧熟，与粳米、细盐少许，同放砂锅内加水500毫升，米开粥熟即可。

用法：每日温服2次。

功效：此方有补肾壮阳、固精止遗、健脾暖胃的功效。

不仅韭菜子能够补益肝肾，韭菜本身也具有同等的功效，因而被现代人称为蔬菜中的"伟哥"，肾虚阳痿的患者可以适当多吃。这里，我们为大家总结了几条韭菜的食用建议，以供参考。

首先，注意韭菜的食用时间，春天食用有益于肝。初春时节的韭菜品质最佳，晚秋的次之，夏季的最差，有"春食则香，夏食则臭"之说。另要注意，隔夜的熟韭菜不宜再吃。其次，如果早泄的男人兼有便秘，非常适宜多吃韭菜，因为韭菜含有大量的膳食纤维，能改善肠道，润肠通便。最后，韭菜用于食疗作用，可与虾仁配菜，能为早泄的男人补充优质蛋白质。

睡前泡泡脚，遗精快点好

李某是一名医生，有一次他回乡探亲，很多乡亲都跑来找他看病。其中还有位他的小学同学，两人一见面很开心，人到中年总是喜欢回忆往事。两人还聊起了小时候上树掏鸟蛋的趣事，传来阵阵笑声。最初，李某还以为同学只是来看望自己，唠唠家常呢，后来临走之际，看其吞吞吐吐的样子，知道可能有什么事情要说。

果然不出他所料，同学告诉他，自己最近晚上休息不好，神经衰弱，并且在白天还会出现遗精现象。因为怕人笑话，所以一直也没去医院看。李某听了狠狠地批评了他一顿，现如今很多医院都开设有男科门诊，男人去看病又不是只看性病，居然会为了面子不顾健康，实在是不应该。看同学一直低着头没说话，李某仔细替他把了把脉，确认他的身体并无大碍，只是因为最近工作压力大所致的神经衰弱引起了遗精。他告诉同学每天晚上用水泡泡脚就能缓解遗精。

临睡前，取适量的水加热到50℃~60℃后倒入桶内或者较深的瓷盆内。然后开始泡脚，每次坚持20分钟左右，以身上出汗为宜。另外，在睡觉前要保持心情平静，不要看刺激性欲的小说或电影。这个办法对于因神经衰弱引起的遗精症效果较好。还有一个按摩的方法，效果也不错。先把自己的两手掌心互相摩擦至掌热。再将右手的掌心贴在脐下1寸半的部位（食指和中指合并后的宽度），旋转81次。之后，同样把手掌擦热，换左手心贴在脐下1寸半的部位，再旋转81次。做完这些，就可以睡觉了。

李某的同学得到偏方后，将信将疑地走了。这两种办法可以说一分钱也不花，真的能治病吗？在很多人眼里，越贵的药疗效越好，其实用药讲究辨证论治，再贵的药如果不是从病情本身出发，不但起不到应有的作用，反倒会让病情越来越重。但有的药一分钱也不用花，就因为对症，所以能较快地起到作用。第一次使用泡脚和按摩的方法后，李某的同学很快就入睡了，后来的几天里，遗精出现的频率明显变少。

在此提醒各位男性朋友，在出现遗精现象后，不要把生理现象视为疾病，以免增加精神负担。得病之后，应该尽快去医院检查，找出致病原因，及时治疗。遗精后不要受凉，更不要用冷水洗涤，以防寒邪乘虚而入。睡觉时宜采取屈膝侧卧位，被褥不要盖得太厚。

小便赤涩，淡竹叶给你最大的安慰

黄某是一家公司的业务员，部门的业绩节节高升，出去应酬的机会也越发多了起来。既然是酒桌，当然免不了喝酒吃肉，每次陪客户谈完生意，都已经到半夜了。黄某也知道，喝酒对身体不好，可是很多生意只有在酒桌上才能谈成，这是一个恶习，自己却又无能为力，只能随波逐流。

听学中医的朋友讲，经常喝酒身体容易变成湿热体质，他对照着湿热体质的症状发现自己 90% 的都符合。前年开始，他发现自己每天换下的内裤上总是有一些白色的黏状物，小便的频率也多了。去医院检查后，诊断为淋症，服药后症状虽然没有了，但是一到盛夏，小便赤涩就会时不时地发作。为这事，黄某没少受罪。后来朋友告诉了他一个方法：饮淡竹叶茶。黄某第二天就让妻子张罗着弄了一些干燥的淡竹叶，煎汤饮用。一剂下去，小便时的赤涩感减轻了不少。而且，自己原本疼痛的口疮似乎也不那么痛了。

淡竹叶又叫作长竹叶，中医认为，它味甘淡，性寒凉，归心、胃、小肠经。最大的作用在于能清热除烦，利尿，对于因热病烦渴、小便赤涩淋痛有不错的疗效。另外，有的人因为内热容易口舌生疮，不妨试试淡竹叶茶，效果也很好。关于它的这一作用，还有一个典故。

相传，建安十九年，曹、刘相争。在诸葛亮的建议下，刘备派张飞发兵声讨曹操。张飞一路兵马到巴西城后，与曹操派来的大将张郃相遇。张郃智勇双全，筑寨拒敌，张飞久攻不下，便指使军士在阵前骂阵。张郃坚守不战，并大吹大擂饮酒，直气得张飞七窍生烟，口舌生疮，众兵士也多因骂阵而热病烦渴。诸葛亮闻知后，便派人送来了 50 瓮佳酿。张郃登高一看，见张飞军士饮酒作乐，传令当夜下山劫寨，结果遭到惨败。原来他们白天在阵前喝的不是什么

"佳酿美酒"，而是诸葛亮送来的淡竹叶汤，既诱张郃上当，又可为张飞和众军士解火治病。

尿不出来，葱白、豆豉有奇功

男人在上了年纪之后，因为肾气衰弱或者前列腺增生等病，常会出现小便不利的问题。排尿困难、不畅可能只是早期的一些症状，如果膀胱中的存尿过多，小便时就更加费劲了，中医上将这样的症状统称为"癃闭"。

对于尿不出来的症状，有两种简单易用的偏方。

第一种是葱白药熨法。取葱白250克，切碎，白酒喷炒，装入布袋。布袋可以稍微大一点，将布袋置于肚脐处，上面覆盖上厚布。用熨斗或者水袋、水壶等器具开始反复熨烫肚脐周围及小腹部，直到药力渗入为止。温度以身体能忍受而又不灼伤皮肤为度。

葱白用的时候，需要把须毛去掉。《本草纲目》中说葱白有"发散通气之功"，它能治因膀胱气化失司引起的小便不利，以及寒凝腹痛等症。加热是为了让药效能更好地发挥作用，而且腹部周围热了，有利于气血的流通，对小便不通的问题也有帮助。除了能缓解小便不通的问题，药熨葱白的办法对于大便干燥也有一定的作用。

第二种方法是用豆豉15克、黑山栀9克，研成细末，加上葱和盐一起捣烂成泥，贴在关元穴上，同时服用滋肾通关丸12克。

很多老年人在出现小便无力，晚上频繁起夜时，常在心里感慨：人老了，不中用了。千万不要觉得这是人体机能退化的表现，更不要觉得没关系，一旦出现这种情况首先就应该去医院检查一下自己的前列腺情况。

另外，老年人还应该熟悉前列腺增生的几个迹象，在上厕所的时候，注意观察。首先，前列腺增生会导致人体的排尿"启动"慢，也就是说，健康的人去了厕所，能够很顺畅地尿出来。不过，患有前列腺增生的人，虽有尿意，身体却迟迟接收不到排尿信号，而且尿细无力；第二，50岁之后频繁起夜，睡前若在没喝水的前提下还起夜3～4次就应该考虑前列腺增生的情况了；最后一种情况，是尿血。尿血的原因有很多，前列腺增生只是其中之一。不管是哪种信号，一旦出现，都应该尽快去医院接受治疗，同时还可以用我们提到的一些小偏方，慢慢自愈。

阴囊湿疹，黄花蒿是你的得力助手

对于现在的年轻人而言，牛仔裤早已是他们生活中必不可少的衣物。据调查，一般青少年都会拥有 2 ~ 4 条牛仔裤，甚至更多。不过，备受青年青睐的牛仔裤，也是造成男性阴囊湿疹的重要原因。因为牛仔裤将阴囊紧紧地束缚了，使局部散热减少，所以阴囊处就容易长出丘疹，出现瘙痒等症。

陈某有一次突然感觉自己的阴囊处一阵瘙痒，去厕所一看才发现阴囊处长出几颗小丘疹。不过，因工作忙，他也没有把此事放在心上。谁知瘙痒起来越严重，后来还把丘疹处抓破了，如今这个地方有片状结痂和糜烂面。

陈某去医院检查后被告知，他患的是阴囊湿疹，与他经常穿密不透气的牛仔裤有很大关系。所以，医生给的第一条药方就是：将牛仔裤换成宽松透气类的裤子。之后，又给他开了一条简便的药方：黄花蒿 100 克，紫苏、艾叶各 50 克，冰片 10 克。做法是，先将前 3 味药加水适量，煎取药液约 100 毫升，再加入研细的冰片粉，混匀备用。用的时候，取纱布或者药棉蘸着药液湿敷患处 30 分钟。最好在洗浴后 30 分钟敷，这样效果更好。每天用药液外搽患处 4 ~ 6 次。

陈某用这些药液擦了一次之后，就感觉瘙痒减轻了不少。3 天后皮损及瘙痒症状全部消失。祖国医学认为，阴囊湿疹是由于风湿热泄于肌肤而成，偏方中的黄花蒿、紫苏、艾叶都是芳香化湿之物，善化皮肤湿邪；冰片则具有清热止痒的作用。诸药合用，能起到不错的效果。

阴囊湿疹是一种顽固难于治愈的疾病，即使一次治好了，如果生活中不加注意，很容易复发。所以，男性应非常注意对它的防护，主要从三点做起：首先，内裤和裤子都应选择宽松舒适款。运动后，要及时换洗内裤；其次，饮食上不要对各种"辣"来者不拒，多吃新鲜的蔬菜和水果；最后，再次出现阴囊瘙痒时，不过度搔抓和烫洗，尤其是不用肥皂水洗。

阴茎上长了硬结，橘子来化解

俗话说"食色性也"，意思是说性就和吃饭一样重要，都是人的天性。不过，在现实生活中，随着年龄的增大，男人总是会遇到力不从心的时候，或是身体机能的退化或是由其他疾病引起的。因为一些隐秘性的疾病，男人自己又不好意思去看医生，常处于恐惧、悲伤等负面的情绪中，这时候"性"也就没有办法像吃饭那样简单了。

步入中年和老年后，更多的男人开始真正关心自己的身体，于是小区的广场上也就有了越来越多的人锻炼身体。杨某和邢某就是在晨练中认识的，彼此的兴趣爱好相似，因此关系不错。有一天晨练时，杨某见邢某郁郁寡欢的样子，便关切地询问原因。他悄悄地告诉杨某，自己最近两三年，总感觉那方面不行，这才出来锻炼身体。可谁知这几天自己的阴茎背侧摸到了几个条索状的硬结，有绿豆那么大。心里很担心，但又不好意思去医院看病。杨某宽慰了朋友几句，建议他可以去自己堂哥的门诊处看下。虽然地方不大，但是他堂哥的医术还不错。

邢某正愁不知怎么办呢，听杨某说还有一个当医生的哥哥，便决定一起过去。经过检查，杨某的哥哥确诊邢某所患的是阴茎硬结症，也就是发生在阴茎海绵体两层筋膜之间的一种结缔组织增生性疾病。患上此病，阴茎松弛时没有不适症状，但是勃起时局部有胀痛，较大的硬结还可以阻碍阴茎勃起，使阴茎呈弯曲状，严重时可影响性生活。后来杨某的哥哥为他推荐了一个治疗阴茎硬结症的偏方，所用之物也较常见。具体方法如下：

材料：橘红 30 克，橘络 18 克，法半夏 24 克。

用法：先把上面三味药捣成粗末，放到 250 克的白酒中密封浸泡 7 天，在此期间每天震荡数次。7 天后过滤出来药液，再加入蒸馏水 500 克，放进砂锅内煮沸数分钟。冷却后，加入 5 克碘化钾，等溶化了便可以装瓶备用。每次用药时先震动一下，每次用 2 克药液，加 3 克白水稀释，早、晚饭后各服 1 次，服用后要多饮开水。服药 1 周休息 2 天，之后，可每天服 3 次。

服药一段时间后，邢某阴茎处的硬结终于消除了。其实，大家平时在吃橘子的时候，就可以把橘皮保存下来。橘络长在橘子的第一层果皮与第三层果皮之间，将它剥落下来剩下的橘皮晒干后就是橘红。橘红具有顺气化痰的作用，橘络可以通经络，帮助疏通身体内各处细微的管道。半夏同样有散结消肿的功效。对于碘化钾，大家可能有些陌生，其实我们每天都会食入碘化钾，常吃的所谓加碘食用盐就是在普通的食盐中加入了碘化钾。它在皮肤科领域有一些特殊的用途，既有抗真菌活性，也增强了对坏死组织的溶解和消化作用。正因为药物的共同作用，这个小偏方才在散结化痰上具有良好的功效。

酸枣仁治愈不射精症

一般男人觉得性生活是幸福的享受，而也有一部分男人虽然也向往性生活，但是真正经历的时候却可以用"煎熬"一词来形容。为什么？因为他们尽管也能正常勃起和性交，但就是不能射出精液，达到性高潮。

郭某是一名网站记者，他新婚已经七个月了，与妻子之间一直比较恩爱。不过，在夫妻生活中有一个困扰了他很久的问题，每次他虽然也能正常勃起，但无论怎么样就是不射精。由于工作需要，他经常有外出采访的任务，一次在采访完一个老中医后，悄悄向他讨教是否有些简便的偏方治疗不射精症。老中医问过他一些问题后，了解到郭光的工作压力比较大，性生活时通常较为紧张。他虽不能射精，但有过遗精史，所以不是器质性的疾病，多半跟精神因素有关。于是，便介绍他可以服用酸枣仁散，能够补肝胆，宁心神，适合曾经有遗精史的不射精症。

郭某详细地用笔记下了酸枣仁散的做法：

材料：酸枣仁 30 克，细茶末 60 克，人参须 6 克。

用法：把酸枣仁和细茶研细，每次用 6 克，服用时，用 6 克人参须煎汤送服，每日 2 次。

郭某服 6 剂药后，射精成功。3 个月后他有事去老中医所在的城市，特意登门感谢。

不射精可以分为功能性和器质性两种，郭光的症状就属于功能性不射精，也就是说在同房时不射精，但睡眠中多有遗精现象。器质性不射精者，大多既没有射精，也没有遗精。本文所介绍的偏方，适用于功能性不射精，对于器质性不射精无效。

如果一个人长时间地忧虑过多、妄想过多、消耗过多，最后会影响到男性功能，导致不射精、无精或少精的出现。那是因为当人压抑自己的情绪，不得宣泄时，势必就会影响到肝的疏泄功能。肝经有一段是围绕着男人生殖器的，如果这条通道不通，精液在经过时就会被阻挡，所以男人在性交的时候会出现类似不射精的情况。另外，中医认为君相之火相交，肾精才可按时而泄，倘若过于紧张、胆怯时，心神虚怯，不能下启相火，加上肝胆疏泄失司，即使肾气不衰也不能射精。

偏方中的酸枣仁能够补益肝胆，宁心安神；茶叶能醒神利下窍。二药合用有调和阴阳之妙，再加上参须补心气，令人精气十足，所以能令郭光成功射精。另外，在内服中药的同时，也要注意调节情绪，尽量做些自己能力之内的事情，保持开朗、乐观的心情。

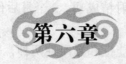

第六章

妇科老偏方，让女人不烦忧

益母草调经法，让你的月事规矩听话

自月经初潮起，女性朋友们就应学习、了解一些卫生常识，对月经来潮这一生理现象有一个正确的认识，消除恐惧及紧张心理，这样可预防原发性痛经的产生。随着年龄的增长，女性朋友要注意经期及性生活卫生，防止经、产期间上行感染，积极预防和治疗可能引起经血潴留的疾病。这也是女性生活中，对于自身健康而言，最不应该忽视的环节。

王某今年 19 岁，经前经期疼痛已 5 年，初潮后几乎每次都会痛经，月经错后的现象也时有发生。每次推后 5～7 天不等。经前期小腹胀痛，行经第一天疼痛有所加剧，第二日消失，经量中等偏少，色紫红或淡红，有小血块，疼痛时轻时重，每遇到劳累或受凉的情形疼痛加重，并伴有胸闷烦躁、恶心呕吐等症状。经过医生的专业诊断，确定王某的这种情况为血虚气滞型的原发性痛经。这种痛经在治疗起来应当侧重调养，不能一味地服用止痛药剂，或者进行简单的外敷。这些都只是"障眼法"，对疾病本身没有一点好处。王某也了解这一点，所以并没有靠止痛

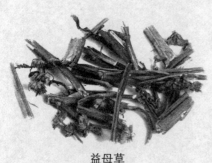

益母草

剂过日子，而是选择了经典的治疗偏方：益母草。

通过用益母草为主要原料的调经疗法治疗后，她的病情大有好转。经期也逐渐恢复了正常。

益母草对于女性健康而言有着多方面的保健作用，这一点已经受到验证和认可。这里使用的益母草偏方具体内容为：选取益母草12克，香附9克，川芎6克。先对药材进行基础的清洗工作，然后用清水煮沸，第一次水开了之后不要着急取出，等到第二次沸腾之后再熄火。按照这样的方法，重复做一次，两次获得的药剂即为治疗所用的药剂。将所得药剂平均分成3份，饭后半小时温热服用，每月服10剂左右就能看到明显疗效。本方具有活血化瘀、调经止痛作用，专门治月经不调。

方中益母草活血调经；香附、川芎活血化瘀，行气止痛。三药合用则活血化瘀、调经止痛，适用于月经后期，症见月经延后7天以上，或经行腹痛者。可见，此方具有很强的对治功效。

此外，有类似症状的女性还应注意以下几方面的保健：注意休息、减少疲劳，加强营养，增强体质；应尽量控制剧烈的情绪波动，避免强烈的精神刺激，保持心情愉快；平时要防止房劳过度，经期绝对禁止性生活。

经期要注意饮食调理，经前和经期忌食生冷寒凉之品，以免寒凝血瘀而痛经加重。月经量多者，不宜食用辛辣香燥之物，以免热迫血行，出血更甚。而且注意别滥用药，应根据痛经的原因，辨证施治。

治外阴瘙痒的民间小药方

外阴瘙痒是外阴各种不同病变所引起的一种症状。而这里所指的"不同病变"因人而异。有的时候，即使是外阴完全没有问题的人也可能会出现瘙痒，但是这种情况下的瘙痒多是偶发的，不会有持久的影响。而我们这里所指的外阴瘙痒，多是症状明显且具有一定的持续性，病情加重时，足以影响其正常的起居生活的情况。

王某是一个马上就要出嫁的准新娘，为了筹备婚礼，她很是繁忙。为了让自己在婚礼当天能有最好的精神状态，她已经提前两个多月就开始做美容护肤，还为此特意定制了一个护理课程。就在一切都已到位的时候，她突然发起愁来，因为还有一个小毛病没有找到解决的办法。原来，她最近得了外阴瘙痒，虽然一直在用外阴洗液，但是都没有什么效果。如果在结婚当天还要忍受痒的话，那真是一件难以言说的苦楚。

好姐妹为她找来一个传统的治疗方，说是很有用让她试试。出于对朋友的信任她试用了两次，效果真的很不错，在婚礼之前自己就恢复了健康。

这个治疗外阴瘙痒症的偏方，制作起来并不困难。

组成：乌桕叶90克，枯矾30克。

用法：将乌桕叶水煎，加入枯矾熏洗外阴，每日1次。一周即可见效。

对于乌桕叶所具有的药用效果，在《岭南草药志》中已有记载：主治脚癣、湿疹、阴道炎，有极佳的止痒作用。再加上枯矾具有祛除燥湿的功效，可以保障女性外阴的干燥洁净，从而抑制细菌的滋生。所以，这两个药剂合力产生的治疗力，是很有针对性的。

只不过，这里需要注意的是，方中单用乌桕叶亦可，孕妇忌用此方。

水蒸白果，应对带下失常

带下是指妇女阴道流出白色或黄色的分泌物，绵绵不断，量多，称为带下。常与生殖器感染（如阴道炎、宫颈炎、子宫内膜炎等）、肿瘤或身体虚弱等因素有关。

中医学认为，白带的主要原因是由于脾虚肝郁，湿热下注，以致带脉失约，冲任失调而为病。临床表现以阴道分泌物量多为主，同时带下色白、质稀、味腥，或色黄、质稠如涕如脓，且连绵不断。

董某是一名大学老师，在讲台上的时候她一向是美丽又自信的。

但是最近，因为她的内裤总是湿湿的，并且阴道中流出很多赤白夹杂的黏液，量非常多，所以，上课之余，也难免分散精力。

一开始她以为是在清洁上没有做到位，后来发现还出现了腰痛的症状，精神也提不起来了。每天虽然用水洗，但越洗下面的液体越多。听别人说可以吃药解决，自己就到药店里买了点药吃，刚吃的时候感觉量是少了点，可是一盒药还没吃完，症状不仅没有减轻，反而更严重了，不得已求治于一位有经验的老中医。

老中医给董某开了一偏方，吃后效果不错。

这个偏方的主要制作方法是：选用鲜鸡蛋 1 个，白果 2 枚。将鸡蛋的一端开孔，白果去壳，纳入鸡蛋内，用纸封住小孔，口朝上放碟中，隔水蒸熟即成。每日 1 次，适用于妇女白带过多者。

白果对气虚或肾气不固、遗尿、尿频、脾虚或脾肾两虚、带下、白浊、腹泻等症状均有功效。再加上鸡蛋具有滋阴润燥的功效，两者共同发挥作用，对治带下异常颇有效果。

此外，女性带下病的预防需要养成良好的生活及卫生习惯，临床治疗发现，不少带下病由不洁性生活所致。另外还要做到以下几点：

注意饮食：不应食生冷及辛辣煎炸食物等。

加强锻炼：平时应积极参加体育锻炼，增强体质，增强抗病能力。

注意保暖：经期禁止游泳，下腹部要保暖，防止风冷之邪入侵。

注意卫生：经期一定要注意卫生，防止病菌感染。浴具要分开，有脚癣者，脚布与洗会阴布分开；提倡淋浴，厕所改为蹲式，以防止交叉感染。对于已婚者，夫妻每次同房前后应认真清洗外阴，可有效地预防本病。

牛奶蜂蜜，对抗痛经的强力军

痛经，是指妇女在经期及其前后，出现小腹或腰部疼痛，甚至痛及腰骶的状况，它是妇女的常见病。痛经随月经周期而发，严重者可伴恶心呕吐、冷汗淋漓、手足厥冷，甚至昏厥，给工作及生活带来一定影响。目前临床常将其分为原发性和继发性两种，原发性痛经多指生殖器官无明显病变者，故又称功能性痛经，多见于青春期少女、未婚及已婚未育者。

刘某是一个很有古典气质的女人，性格也温和，在其单位很有人缘。最近她遇到一件难事，平日里关心她的人都看出她的心情不太好，都来询问。可是这个事岂能随便找人帮忙呢。一天上班时，她腹痛难忍，手捂着肚子，头上已经是大汗淋漓。同科室的同事见到之后劝她去医务室，医生诊为痛经。

她这已经是"老毛病"了，以前每个月经期都会疼痛难忍。这次发病之后，她从好朋友那里发现一个很管用的偏方。现在她坚持每晚睡前喝一杯牛奶蜂蜜水，即可缓解甚至消除痛经。

牛奶、蜂蜜和水的比例基本上按照2：1：3来调配即可。每天一杯，20天一个疗程。一般程度的痛经，一个月左右就会有疗效，程度重一些的45天左右会看到效果。如果一直没有效果，就不要再用，及时就医处理，此时可能不是单纯的痛经那么简单了。

为什么牛奶和蜂蜜两种如此普通的食物会有这么大的功效呢？这是因为牛奶含钾多，而蜂蜜则含有丰富的镁。

研究表明，钾对于神经冲动的传导、血液的凝结过程以及人体所有细胞的机能都极为重要，它能缓和情绪、抑制疼痛、防止感染，并减少经期失血量。而镁能帮助大脑中神经冲动传导以及具有神经激素作用的活性物质维持在正常水平。月经后期，镁元素还能起到心理调节作用，有助于身体放松，消除紧张心理，减轻压力。所以，牛奶蜂蜜饮对痛经的缓解作用是很好的。

痛经会影响到正常的工作和学习，给患者带来痛苦和不便。做到以下几点，可以防止或减少痛经的发生：

（1）补充矿物质。钙、钾及镁等矿物质能帮助缓解痛经。

（2）服用维生素。建议服用复合维生素及矿物质，最好是含钙并且剂量低的，一天可服用数次。

（3）经期要注意饮食调理，并尽量少食多餐。对于经血量过少的人来说，整个经期之内都不能碰触和食用生性寒凉的物品，以免寒凝血瘀而痛经加重；对于经量过多的人来说，一定要远离辛辣食物，以免因为食入之后体内发热，出血更多。少食含咖啡因的食物，如咖啡、茶、巧克力等，因为其中所含的咖啡因，会使神经紧张，可能促成月经期间的不适，咖啡所含的油脂也会刺激小肠。

注意经期及性生活卫生，防止经、产期间上行感染，积极预防和治疗可能引起经血潴留的各种疾病。

红糖姜水，治愈痛经的经典偏方

艾某刚开始来月经的时候，因为有妈妈在身边，在妈妈的呵护下，艾某顺利地度过了这一时期。

后来，艾某到了外地上学，寄宿在学校。离开了妈妈的艾某，根本不懂得保护自己。每次来月经的时候，不但跟平常一样吃冰淇淋、辣味火锅，而且还用冷水洗衣服。一两次好像也没什么，只是觉得下腹部不舒服。而长期如此，艾某竟然出现了痛经，连续三四次都疼得要命，还出现上吐下泻等症状。没有办法，艾某只得去医院，做完B超后，医生说没什么大的问题，就是子宫内壁有点薄，受凉了。于是给艾某开了元胡止痛片、乌鸡白凤丸等药。第一次吃了有用，可是后来也不起作用了。

有一年冬天，单位放假，艾某正好在家里时来了月经。当时艾某脸色蜡黄，满头大汗，疼得艾某在炕上有打滚。妈妈看了心疼，却没有办法，就把奶奶叫来。奶奶一见艾某这个样子，就说："孩子是凉着了，给弄碗红糖姜汤喝，暖暖身子就好了！"奶奶再三叮嘱：一定要红糖，不能用黄糖或是白糖。于是，妈妈就把红糖和姜熬上，熬了一大碗黑乎乎的东西要艾某喝，艾某看了都反胃，可是没有办法，硬着头皮喝下去。过了一会儿，不但肚子不疼了，而且脸色也红润了。

后来，每次来月经的时候，艾某只要感觉不舒服，就熬上一碗红糖姜汤，之后再也没有出现过痛经，而且还很少感冒了。

民间流传着很多治疗痛经的偏方，其中最普遍、最常用的方法就是喝红糖姜汤，这种方法对寒性痛经非常有效。红糖，又名黑糖、赤砂糖，它是一种未经提炼的糖。中医常以红糖入药，具有补血、散瘀、暖肝、祛寒等功效，尤其适合产妇、儿童贫血和月经不调时食用。生姜有缓解痛经的功效。二药合用，能补气养血，温经活血，适用于胞宫虚寒、小腹冷痛、量少色暗者。

现代医学研究证实，红糖中含有麦角新碱，可促进子宫收缩，帮助瘀血的排出，具有暖宫的作用。同时红糖中还含有丰富的铁，是补血佳品。

鸡内金：治疗闭经有奇功

现代女性常常为了使身材苗条而缩减饮食，殊不知骤然间的大量减食，体重减轻，往往会造成闭经。闭经时间过长，内分泌调节失常，生殖器官便会发生萎缩，将影响生育功能。

对于闭经时间较长，身体消瘦，面无血色，不思饮食，属于脾胃虚弱症候的，可以在以党参、茯苓、白术、当归、甘草补气，柴胡、赤芍、川芎、香附、枳实、川牛膝等行气，桃仁、红花、熟地黄、川芎、白芍等活血补血为主的情况下，佐以鸡内金粉内服，疗效更佳。或以山楂 60 克，鸡内金 10 克，红花 10 克，红糖 30 克，水煎服，每日 1 剂。

凡是杀过鸡的人都知道，鸡"胃"内有一层金黄色的角质内壁，也叫鸡胗皮、鸡肫皮。将其趁湿剥离后，洗净晒干，就是一味中药——鸡内金，研末生用或炒用都可以。

清代著名医家张锡纯所著的《医学衷中参西录》中载有"鸡内金为治女子干血痨要药"，这里所说的干血痨，就是一种顽固性的闭经。他认为鸡内金健脾以助生化之源，能使气血生成旺

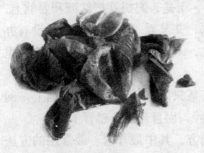

鸡内金

盛，血海充溢，自然就没有闭经的担忧了，并且对于瘀滞不通的，还可以起到活血化瘀的目的。更神奇的是，鸡内金不但能消除脾胃之积，而且脏腑经络无论何处有积，皆能消之。

引起闭经的原因很多，除查明原因，给予对症治疗外，饮食也应遵循此原则。

闭经最好不要吃哪些食物？比较常见的有大蒜、大头菜、茶叶、白萝卜、咸菜、榨菜、冬瓜等，这些食物会阻碍身体滋养经血，多食会造成经血生成受损，使经血乏源而致闭经，所以应该忌食。

此外，各种冷饮、拌凉菜、寒性水果、寒性水产品等食物用后可引起血管收缩，加重血液凝滞，使经血闭而不行，也不要吃。

再如鸡肉、甲鱼、青鱼、草鱼、虾、带鱼、蚬子、蟹、奶油、巧克力等，这些含有较高蛋白质、胆固醇的食物，会进一步增加脂肪堆积，加重肥胖，阻塞经脉，使经血不能正常运行，所以也在少食之列。

胡萝卜也不宜吃，因为胡萝卜虽然含有较丰富的营养，但其有引起闭经和抑制卵巢排卵的副作用，欲生育的女性多食则不容易怀孕，所以说胡萝卜不仅不能吃，还是上述所列举的诸多食物中最不应该去吃的。

母鸡艾叶汤，让血量变正常

女性正常的月经出血应为 20 ~ 60 毫升，超过 80 毫升为月经过多。以卫生巾的用量大概估计，正常的用量是平均一天换四五次，每个周期不超过两包（每包 10 片）。假如用 3 包卫生巾还不够，而且差不多每片卫生巾都是湿透的，就属于经量过多。

张某在自己的家乡开了一家小饭店，生意红火，家庭也美满。只是由于平日里过于疲累，致使她自己的身体出了一些问题。连续几个月下来，经血都不太正常，不管是白天还是晚上量都很多。这让她有些害怕。因为失血过多，所以，白天干活的时候都感觉手上没劲，腰部空空的。而且，如厕的时候还会发现小的血块。

为了改善这种情况她去看了中医。医生推荐她采用母鸡艾叶汤来调养身子，并对她的病情进行了分析。医生告诉她月经中有血块是体内分泌失调引起的周期性变化。脱落的子宫内膜和血液混合在一起，而组成了经血。如果有较大的内膜脱落，即有血块，属于正常的生理现象。但如果子宫内膜有感染的情况下，会有出血增多、腹痛等现象。

这里推荐的偏方是母鸡艾叶汤，具体的制作方法是：先准备老母鸡1只，艾叶15克。然后将老母鸡洗净，切块，同艾叶一起煮汤，分2～3次食用，月经期连服2～3剂。此方有补气摄血，健脾宁心的功效。张某在使用此方之后两个月，经血量明显减少，基本保持在正常值的范围了。

事实证明，本方适用于体虚不能摄血而致月经过多、心悸征忡、失眠多梦、小腹冷痛等症状。

女性如果遇到类似情形，要想让血量恢复正常，还要在生活饮食中做出努力才行。

（1）不宜多吃盐。吃盐过多会使体内盐分和水分贮量增多，月经来潮前夕会发生头痛、激动和易怒等症状，应来潮前10天开始吃低盐食物。

（2）不宜饮浓茶。浓茶中咖啡因含量较高，会刺激神经和心血管，容易产生痛经、经期延长和经血过多，同时浓茶中鞣酸会使铁吸收出现障碍，引起缺铁性贫血。

（3）不宜坐浴。月经期宫颈口微开坐浴和盆浴很容易使污水进入宫腔内从而导致生殖器官发炎。

（4）不宜穿紧身裤。如果月经期间穿臀围小的紧身裤会使局部毛细血管受压从而影响血液循环，增加会阴摩擦，很容易造成会阴充血水肿。

经血过多不用愁，小蓟头来帮忙

月经过多又称为"经血过多"或"经水过多"，是指月经周期正常，而经量及持续时间超过正常范围。经量过多常与经行先期合并出现。月经过多可发生在产后、人流后、置环后，也可发生在青春期、更年期，或继发于器质性疾病，如子宫肌瘤、子宫内膜异位症、子宫内膜息肉、炎症及全身性疾病等，须认真对待。

月经过多除了量多外，还指来的天数多和来的次数多，影响正常生活，对妇女来说是很麻烦、很苦恼的事。

这里向大家推荐一个控制月经经血量的小偏方，具体的治疗方法是：准备小蓟头10个、绿豆21粒。用法：绿豆破四、六瓣与小蓟头水煎，每日一剂，一次服下，连服三剂。

小蓟头，是指秋后小蓟结子部分的毛球，此方对月经过多、产后大出血有特效，古称"救命方"。

因月经失血，尤其是月经过多者，每次月经都会使血液的主要成分血浆蛋白、铁、钾、钙、镁等丢失。因此，在月经干净后1～5日内，应补充蛋白质、矿物质及补血的食品。选用既有美容又有补血作用的食品，如牛奶、鸡蛋、鸽蛋、鹌鹑蛋、牛肉、羊肉、猪蹄、芡实、菠菜、桂圆肉、胡萝卜、苹果、荔枝肉、樱桃等。

复方红藤煎，治愈盆腔炎

很多人都认为急性病比慢性病稍微好对付一些，其实，不管是哪种性质的发病都是不能忽略的。急性病在某种情况下，更为紧急，如果耽搁了治疗的时机也许会发生不可挽回的严重后果。对于关乎女性人生幸福大事的妇科病而言，更是如此。

蒋某始呈急性盆腔炎，经治未彻底，复因劳累发作，有低热，小腹疼，带下较多，色黄质黏稠，有臭气，腰酸神疲，胸闷烦躁，腹胀气多，大便多偏干，但有时溏薄，在当地卫生院用抗生素治疗没有显著效果。后经人介绍采取中医调治法治疗。前后服药10余剂，病情基本痊愈。为了巩固药效，又坚持服用了5剂，之后都没有复发。

此方的具体内容和使用方法是：先准备红藤、败酱草各20克，丹参、赤白芍各12克，蒲公英30克，广木香9克，苡仁30克，延胡索12克，桑寄生12克，土茯苓15克，山楂10克，五灵脂10

克。将上药用水浸泡半小时后大火煮开，换小火煮透之后，放置一处。再以相同材料相同做法重新制作一遍。两次得到的药品放在一起才是最终的药剂。如果不习惯药的味道也不要随便加糖之类的物品，以免影响药效。最好每天服用一碗，7天为一个疗程。

本方具有清热利湿、化瘀止痛的作用，常用于治疗急慢性盆腔炎，症见腰酸，小腹一侧或两侧隐隐作痛，劳累则加剧，或伴带下较多，色黄白，质黏稠，或伴低热，神疲乏力。

本方药是以复方红藤煎衍化而来，方中以红藤、败酱草为主药，红藤又名大血藤，具有明显的活血通络的作用，同时亦有一定的清利作用；败酱草清利湿热，败脓祛毒。两者结合，故为治疗急慢性阑尾炎的方剂，我们用来治疗急慢性盆腔炎，同样获效。急性盆腔炎的湿热瘀毒极为明显，常伴有发热，故应加入蒲公英、土茯苓等以助清解，同时又加入丹参、赤芍、延胡、五灵脂化瘀止痛；茯苓、苡仁以除湿浊。慢性盆腔炎以气滞血瘀为主，湿热为次，脾弱肾虚亦逐渐上升，故治疗中红藤、败酱草虽亦为主，但应重用丹参、赤芍、五灵脂、延胡、广木香等，茯苓、苡仁等利湿浊排脓以佐之。鉴于慢性盆腔炎病程长，反复发作，脾弱肾虚者多，且逐渐上升，故应在治疗慢性盆腔炎时加入桑寄生，或者再加川断以补肾，广木香、茯苓以健脾利湿。本方虚实兼顾，寒热同调，为临床上治疗盆腔炎的验方。

盆腔炎的日常生活保健要点主要有以下几点，希望广大女性朋友多加留心。

首先，要注意个人卫生，加强经期、产后、流产后的个人卫生，勤换内裤及卫生巾，避免受风寒，不宜过度劳累。

其次，经期内要避免性生活。月经期忌房事，以免感染。月经垫要注意清洁卫生，最好用消毒卫生纸。

再次，要多喝水。因为盆腔炎容易导致身体发热，所以要注意多喝水以降低体温。

最后要避免不必要的妇科检查。这样是为了减少感染的机会，以免引起炎症扩散。

苦参贯众饮巧治阴道炎症

阴道炎是阴道黏膜及黏膜下结缔组织的炎症，多由病原体侵入阴道引起，临床常见的有细菌性阴道炎、滴虫性阴道炎、霉菌性阴道炎、老年性阴道炎，是妇科门诊常见的疾病。

王某，空姐，阴道炎症。白带多，下阴处非常痒，小便时又痛又黄，还总想小便，根据症状，王某主观判断自己可能是阴道有炎症了，就自己到药店买了一些杀菌消炎药，但就是没有效果，中医院的大夫说她这是湿热蕴结引起的念珠菌性阴道炎，自己虽然在用药，但没有对症，用再多的药也是不会好的，后来医生用苦参贯众饮进行治疗，下阴痒很快就止住了，白带也没有那么多了。

该偏方的具体使用方法为：将苦参、贯众各 15 克加水煎煮，去渣取汁，服用时加入白糖适量，每日两次，早晚各一次，每 5 日一个疗程。一般患者 2 个疗程即可见效。

平时防护阴道炎，需要做到以下几点。

首先，要注意保持外阴清洁干燥，不与他人共享浴巾、浴盆，不穿尼龙或类似织品的内裤，患病期间用过的浴巾等均应煮沸消毒。

其次，在月经期间宜避免阴道用药及坐浴。

再次，增强体质，在条件允许的情况下坚持锻炼身体，以驱邪外出，增强免疫力。

最后，要注重自我精神调理。阴道炎患者应稳定情绪，怡养性情，并根据患者的性格和发病诱因进行心理治疗。积极消除诱发因素，及时治疗生殖器官的各种炎症。

对付宫颈糜烂的妙招：冰片外敷

一听到"糜烂"这个词，不少女性就开始头痛。其实，不要对此有什么思想负担。所谓的宫颈糜烂，简单地说就是由于宫颈炎症对治不当而转变形成的。

这种情况在已婚和体虚的妇女中更为多见。其病因大多是由于性生活或分娩时损伤宫颈，使细菌侵入而得病。也有因为体质虚弱，经期细菌感染而造成。不管是因为哪种原因造成的，都能找到对症治疗的方法，只要选对适合自己病情的治疗方，耐心地、合理地进行治疗就可以解决这个问题。

王某在体检时查出是轻度宫颈糜烂，很奇怪王某之前仅仅是白带略比以前多一些也没有其他的症状，医生说一般的宫颈糜烂初期是不会被发现的，若及早发现进行治疗是有好处的，他们建议王某早治疗，以免发展为重度。后来，在经过系统的治疗之后，病情有所好转，但是又在一段时间内停滞不前，为了彻底治愈，王某通过一个老中医的指点，开始尝试冰片外敷的方法。一个疗程结束时复查，糜烂已愈大半，继续一个疗程治疗后复查，宫颈光滑复常。

这个外敷法的具体使用方法是：准备儿茶、苦参、黄柏各25克，冰片5克。共为细末，取适量用香油调成糊状。用棉球清拭阴道后，将带线棉球蘸药糊放在糜烂面上，24小时后取出，隔两天上药1次，10次为一疗程，轻度糜烂一个疗程即可见效。

如何预防宫颈糜烂呢？主要应注意以下几点：

（1）讲究性生活卫生，坚决杜绝婚外性行为和避免经期性交，减少性传播疾病。

（2）及时有效地采取避孕措施，降低人工流产、引产的发生率，减少因为外部创伤而引发细菌感染的机会。

（3）防止分娩时器械损伤宫颈。

（4）凡月经周期过短、月经期持续较长者，应予积极治疗。

（5）产后发现宫颈裂伤应及时缝合。

（6）定期妇科检查，做到早发现、早诊断，以便及时发现宫颈炎症。

（7）首先要注意个人卫生，保持外阴清洁、干燥，经常换内裤，穿纯棉内裤。

（8）做好自我保健工作，倡导晚婚、少育，开展性卫生教育，拓宽卫生知识面，了解个人生理卫生常识。

产后缺乳，吃点羊肉泡馍

经历了生宝宝的艰辛之后，本想尽自己最大的能力照顾好宝宝。可是，却发现自己没有奶水，或者奶水很少，根本无法满足宝宝的需要，这可怎么办呢？

王某是研究院的职工，她在生下宝宝之后就遇到了上面的难题。这让她很尴尬。自己的宝宝，喝不到自己的奶水，难道从小就要喂奶粉？这样委屈孩子，不是她想看到的。后来，经过家人和朋友的推荐，她尝试了食疗。吃了一些又美味又有效果的食物之后，终于可以自己喂孩子了。看着儿子在自己怀里心满意足的吃相，她心里的感觉很是幸福。

这里特别介绍的偏方就是王某所选用的食疗方羊肉泡馍。

先准备食材牛羊肉适量，水发粉丝、蒜苗、桂皮、草果、大红袍花椒、小茴香、干姜、良姜、八角、精盐、明矾、熟羊油各适量。具体的制作流程是：骨肉处理、煮肉、捞肉、掰馍、煮馍等五道工序。其中掰馍的环节要食者根据个人的饭量，将馍掰成花生粒大小的馍块，放入碗里。馍块的大小由个人喜好而定，但不宜过大或过小；太大了不宜煮透，太小又容易成糊。煮馍时比较讲究的煮馍方法是原汁肉汤和清水分盆而放，煮馍时，取肉汤一份，清水两份，用炒勺烧开，根据口味加入适量的精盐，倒入切配好的馍块，用大火煮约1分钟，淋入熟羊油，颠翻几下，撒上味精，盛入碗里即成。要求肉片在上，馍块在下。此方具有益气养血、补中强体的功效。

现在，羊肉仍然是我国人民食用的主要肉类之一，其肉质细嫩，脂肪及胆固醇的含量都比猪肉和牛肉低，并且具有丰富的营养价值。因此，它历来被人们当作冬季进补佳品。

中医认为，羊肉性温，味甘，具有补虚祛寒、温补气血、益肾补衰、开胃健脾、补益产妇、通乳治带、助元益精的功效，主治肾虚腰疼、阳痿精衰、病后虚寒、产后火虚或腹痛、产后出血、产后无乳等症。

寒冬常食羊肉可益气补虚、祛寒暖身，增强血液循环，增加御

217

寒能力；妇女产后无乳，可用羊肉和猪蹄一起炖吃，通乳效果很好；体弱者、儿童、遗尿者食羊肉颇有益。

羊肉又可保护胃壁，帮助消化，体虚胃寒者尤宜食用；羊肉含钙、铁较多，对防治肺结核、气管炎、哮喘、贫血等病症很有帮助；羊肉还有安心止惊和抗衰老的作用。但羊肉属大热之品，故夏秋季节不宜多吃羊肉。另有发热、牙痛、口舌生疮、咳吐黄痰等上火症状的人也应该少吃羊肉，以免加重病情。还有些人不喜欢羊肉的膻味，所以吃羊肉时喜欢配食醋作为调味品，其实这种吃法是不科学的。羊肉与食醋搭配会削弱两者的食疗作用，并可产生对人体有害的物质。

第七章

儿科老偏方，让孩子健康成长

妙用蒸醋治疗秋季感冒

秋季多雨，天气总是忽冷忽热的，一早一晚的温差也很大，这种气候变化很容易发生呼吸道疾病。由于呼吸道黏膜不断受到干燥的空气刺激，当御寒不当而受凉，防御能力下降时，病原微生物有机可乘，容易引起伤风感冒、扁桃体炎、气管炎和肺炎等疾病。像一些本身抵抗力差的宝宝就容易出现感冒症状，尤其是 3 ~ 6 岁的宝宝，如果家长带孩子外出吃饭，遇到变化不定的天气，没有及时给孩子增添衣物的话，就很容易导凉引起上呼吸道感染。

如何应对孩子突发感冒的状况呢？建议家长用蒸醋法进行治疗，当然，这对预防也有很好的效果。醋能促进消化，增进食欲，有防腐杀菌作用。将醋蒸熏对流感病毒有杀灭作用，对甲型链球菌、卡化球菌、肺炎双球菌、白色葡萄球菌、流感杆菌也有较强的抑制作用。

其实，蒸醋治感冒在民间很常用，通常感冒者不管多少人，只要室内能容纳下，就能一次性治愈。如一家人都感冒，坐在室内关闭窗和门，把一碗食醋（约200毫升）放入容器内置于电炉或煤炉上，让它的水蒸气散发于全室，每个人要猛吸醋的水蒸气，15分钟后，涕水不流，鼻塞通畅。食醋熏蒸不仅可以使室内顿时生香，而且醋分子飘散在空气中能杀灭室内的病毒，从而有效地防止感冒发生。感冒流行期间，每日最好熏蒸食醋 1 ~ 2 次。

219

另外，食醋滴鼻也是治疗感冒的良方，具体的使用方法是：将食醋以冷开水稀释，配制成5% ~ 10%溶液滴鼻，每日4 ~ 6次，每侧鼻孔滴入2 ~ 3滴，对治疗感冒及流行性感冒有很好的疗效。尤其是感冒初期，疗效更佳，食醋可杀灭潜伏在鼻咽部的感冒病毒。在感冒流行期间，用食醋滴鼻有预防作用。

茶叶姜汤泡澡，让宝宝退烧

姜汤是民间普遍使用的驱寒退热、防治感冒的办法。炎炎夏日，许多家庭和办公室都开着空调，人们在享受清风凉意的同时，也容易患上感冒。中医学认为，生姜具有发汗解表、温胃止呕、解毒三大功效。处在空调环境中的人们经常喝点姜汤，可有效防治空调引发的感冒症状。

饮用姜汤虽然可以治疗感冒发烧，但对于儿童来说，姜汤的辛辣也是很难忍受的，那有什么办法可以更好地治疗小儿发烧呢？

琳琳从小就体弱多病，只要天气稍微一变化，她就很容易感冒发烧。作为母亲的李女士也因为这个原因，都快成了医生了。由于孩子身体不好，李女士总是会想尽办法尽量不让孩子一生病就吃药，药吃多了对身体肯定是没有好处的，这个道理很简单。于是，李女士养成了收集老偏方的习惯，只要一听到有人说什么偏方治什么病，她统统都会记下来，以备不时之需。所以，对于儿童感冒发烧的治疗，李女士也有自己的一套方法，而且也极为管用。用茶叶姜汤泡澡，就是李女士极力推荐的老偏方。

现在，就为大家介绍一下这个偏方的用法。首先，准备茶叶20克，生姜10片，先将生姜放入水中，水沸后再小火煮10分钟；然后将茶汤和茶叶一起倒进浴桶，水温不要太高，45度刚好。这个方子见效很快，一般泡一次几乎能痊愈。

《本草纲目》中说："茶苦而寒，阴中之阴，沉也，降也，最能降火。火为百病，火降则上清矣。然火有五，有虚实。若少壮胃健之人，心肺脾胃之火多盛，故与茶相宜。"认为茶有清火去疾的功能。而生姜的功效在中医上也有体现，中医认为，生姜能"通神明"，也就是有提神醒脑的作用，可用于解表，主要为发散风寒，多用治感冒轻症，煎汤，加红糖趁热服用，往往能得汗而解，也可用作预防感冒药物。

另外，生姜也有治暑热的功效，夏季因中暑昏厥不省人事时，用姜汁1杯灌下，能使病人很快醒过来。对一般暑热，表现为头昏、心悸及胸闷恶心的病人，每天适当吃点生姜也大有裨益。

灯心草治小儿夜啼有特效

夜啼俗称闹夜，是睡眠障碍的一种表现。引起夜啼的原因很多，各年龄阶段有其不同的原因和特点。夜啼虽然不是什么大病，但却困扰着许多父母。有的父母被夜啼宝宝闹得筋疲力尽，整夜不能安稳入睡，甚至三更半夜跑到医院。可往往是父母急得满头大汗，宝宝到医院却高兴得满地跑，不哭了，也不闹了，可回家之后，一沾枕头，就又开始哭。

针对孩子夜啼的毛病，很多家长都伤透了脑筋，哄也哄不好，治疗也不奏效，有什么比较有效的方法可以治疗呢？

于某的儿子刚满1岁，小家伙长得虎头虎脑特别招人喜欢。外人见了，总是夸于某好福气，生了这么一个可爱的帅小伙。于某和爱人听了，皱着眉头乐上一乐，仿佛很苦恼的样子。邻居张大妈看出了小两口似乎有心事，就问："怎么？孩子不听话啊，我看你们两个精神恍惚的，是不是休息不好啊？"于某听了，就像遇见知音了一样，忙说："可不是，这孩子也不知道怎么回事，一到晚上睡觉的时候就爱哭，有时候睡着睡着就哭开了，怎么哄都没用，起初我俩还以为孩子得了什么病，大半夜地跑去医院，结果到了医院孩子反而不哭不闹了。"张大妈一听，笑着说："原来是这么回事啊，我们家那两个大孙子，就是这么吵过来的，小孩都一样，我这里有个偏方，你回家试试看，反正我孙子用了后再也没闹过。"于某

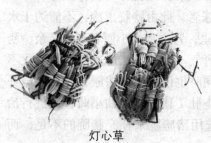

灯心草

按偏方给孩子服了药，这夜啼的毛病还真就治好了。

于某夫妇采用的偏方是灯心草煎剂。中医讲，灯心草利水通淋；清心降火。主治水肿、小便不利、尿少涩痛、湿热黄疸、心烦不寐、小儿夜啼、口舌生疮等症。《本草衍义补遗》有记载说："治急喉痹，小儿夜啼。"

治疗方法是：取灯心草 15 克。加清水煎汤一剂，分两次服用，上午一次，下午一次，连服 3 ~ 5 剂之后，夜啼就能治愈。

此外，还可以采用以下食疗可提高疗效：

（1）竹叶莲心汤：竹叶 3 克，莲子心 3 克，加水 100 毫升，熬成浓汁，加糖调味，分两次喂婴儿，可清心除烦。

（2）桂心粥：粳米 50 ~ 100 克，煮粥，等粥将熟时，加桂心米 3 克，粥熟后再加红糖适量。每日 1 ~ 2 次，温热食，可温中补阳，驱寒止啼。

（3）莲子百合粥：莲子（去心）、百合各适量，共炖成糊，加入白砂糖适量即成。每日 1 ~ 2 次。可补脾肾，养心安神。

小儿遗尿了，猪膀胱入药

小儿遗尿症，民间俗称尿床，是指儿童在睡眠中有尿液不自主地排出的一种病症。如果 3 岁以下小儿尿床或者 3 岁以上小儿偶尔尿床 1 次，属正常现象，不必治疗。

8 岁之前的小儿，由于神经系统发育尚未成熟，遗尿者颇众。随着年龄渐长，多数遗尿儿童都可不治而愈。如果小儿遗尿过于频繁，甚者多至入睡便遗尿，或者如果年过 10 岁，仍有遗尿发生，就要认真对待，否则便会在孩子的心灵上留下阴影，造成自卑。

据《诸病源候论》记载："遗尿者，此由膀胱虚冷，不能约于水故也。"中医认为，肾与膀胱相表里，肾主水，小便者水液之余，膀胱是人体的津液之府。儿童由于肾气不足，下焦虚冷，膀胱气化不固而失约，因此才引发遗尿。这同时也说明治疗遗尿首先要以温补肾阳、固涩下元为原则，可用猪小肚（猪膀胱）加小茴香来进行治疗。常言道："吃什么补什么"。选用猪膀胱来补充膀胱的不足，而小茴香味辛性温，具有温补肾阳、散寒止痛的功效，正对小儿遗尿的病因。将二者搭配使用，可补肾气之不足，增强膀胱括约肌的舒缩功能，而且没有任何毒副作用。

了解了应用原理，我们再来了解一下此方的具体操作方法：首先，取猪膀胱一个，洗干净备用，用砂锅放入清水，将洗好的猪膀胱放进去，然后加入小茴香20克，用小火炖1个小时后，就可以食用了，最好是既喝汤也吃肉，这样治疗效果会更好。按照这种方法，每日服一剂，一般患儿服7～10天即可痊愈。

对于小儿遗尿的治疗途径有很多，建议家长不要急于给孩子进行药物治疗，可以从以下两个方面入手：

（1）遗尿症的治疗首选非药物治疗，包括心理疏导和习惯培养。父母切不可因孩子频频遗尿而大声呵斥或露出不耐烦情绪，这样只会加重孩子的心理负担，甚至还会让孩子产生自卑心理。家长应对孩子多进行心理减压、多鼓励，为孩子创造一个宽松的环境。孩子遗尿时，父母最好做到"一笑而过"，淡然处之，绝大多数孩子遗尿症是功能性的、暂时的，如各项检查正常，家长大可不必忧心忡忡。

（2）习惯培养。可从晚上限制孩子饮水量入手，夜间睡前少饮水甚至不饮水，并且家长可在夜间每隔2小时定时唤起小儿起床排尿，如夜间10时、12时、凌晨2时等，这样可树立孩子的自信心，并且可训练膀胱功能，达到逐步自行排尿的目的。

有了椿根皮，拉肚子不用愁

椿根皮治腹泻，在民间有很好的口碑。尤其是在农村，椿树几乎是随处可见，取材方便，治疗效果又好，因此，这个偏方也很受大家的肯定和推广。

椿根皮分为两种，一种是香椿树的根皮，一种是臭椿树的根皮，其中臭椿树的根皮又叫樗白皮。不过，由于二者的主治功能大体相同，因此中医使用中通常不加以区分。

中医认为，椿根皮为清热燥湿的药物，具有收敛固涩作用，故能止带、止泻、止血固经。在临床上用于湿热带下，常与黄檗、白芷、白芍等配合应用，用于湿热痢疾、腹泻等症。

黄某的儿子拉肚子已经两天了，一天能去六七趟洗手间，整个人看上去面色蜡黄，萎靡不振。黄某看着儿子的可怜模样，心里也不是滋味，可是买了不少药吃，效果似乎不大，她真不知道怎么办好了。情急之下，她想到了民间的偏方，她从小是在农村长大的，对农村的那些稀奇古怪的老偏方也有些了解。于是，她给自己的母亲打了电话，把儿子的情况说了一遍。母亲急忙说："你别急，你去药店买些椿根皮，回家后用小火焙一焙，然后煮水给孩子喝。"黄某按母亲说的方法做了，儿子喝了一次后，去厕所的次数明显减少了，等到第二天，儿子已经可以正常吃饭，胃口也不错。

其实，椿根皮的临床使用效果是非常好的。椿根皮有收敛的作用，治疗久泻久痢疗效十分显著。一般煎服就可以，取椿根皮 6 克，加水煎服至一碗，分两次服用。如果是患有慢性痢疾或结肠炎的病人，患者的主要症状显示是持续腹痛，大便频繁，便稀不成形，或有脓血，这类患者可以用椿根皮与香砂六君子汤合用，见效也很快。

关于腹泻，民间还有许多偏方，治疗效果同样也不错，下面给大家介绍几种：

1. 鲜桃治腹泻

如果发现孩子有便溏或腹泻初发的症状，可以给孩子吃鲜桃。鲜桃要饭前吃，然后在吃饭的过程中，吃两瓣大蒜。鲜桃有补益气血的功效，可以促进食欲，而大蒜可以起到杀菌、清肠毒的作用，二者合用，能够使腹泻立止或大为减轻。

2. 熟吃苹果可治腹泻

酸甜可口的苹果具有收敛的作用，能够止泻，但腹泻的时候可别吃鲜苹果，因为吃新鲜苹果有通便的作用，而有良好止泻作用的应是煮熟的苹果。苹果内含有鞣酸和果胶，鞣酸是肠道收敛剂，它能减少肠道分泌而使大便内水分减少，从而止泻。而果胶则是个"两面派"，未经加热的生果胶有软化大便缓解便秘的作用，煮过的果胶具有收敛、止泻的功效。因此，小儿腹泻初期把洗净的苹果放入碗中隔水蒸软后，去掉果皮给孩子食用，一天可以多吃几次，效果极好。

旱莲草治痢疾，传统方剂效果好

痢疾是一种极为常见的肠胃病，患者涵盖所有年龄段的人，尤其以小儿患者最为普遍。孩子肠胃功能薄弱，抵抗能力也偏差，很容易受细菌感染，导致痢疾并发。

下面介绍一种用旱莲草治细菌性痢疾的方法，即将干旱莲草30克加热开水300毫升，浸泡15分钟后，分成两剂服用。

旱莲草是治疗细菌性痢疾很见效的一种草药。旱莲草性凉，味甘、酸，有抑制细菌的作用，对金黄色葡萄球菌、伤寒杆菌、宋氏痢疾杆菌、绿脓杆菌有抑菌作用。主治肝肾不足、眩晕耳鸣、腰膝酸软、咯血、尿血、血痢等症。对治疗细菌性痢疾和阿米巴痢疾都有很好的功效。而且，旱莲草取材很方便，全国各省均产，中药房一般都有这种草药。一般中药书载其性味甘、酸、寒，功能养肝益肾，故现多用于治肝肾阴虚之证。其实《新修本草》载其"主血痢"。

旱莲草是一种非常常见的植物，农村菜园边、水沟边、田头屋角阴湿的地方都有生长，是很容易采到的。民间流传着以单味旱莲草泡水口服治菌痢的方法，其效果之佳绝不逊色于诺氟沙星、磺胺类药及芍药汤等方药，常常只需服用2~3次即可治愈。

为了预防菌痢传播，除注意环境卫生和个人卫生，养成饭前便后洗手的习惯外，在饮食上还应注意下列禁忌：

（1）忌食肉类浓汁及动物内脏。因其含有大量的含氮浸出物，如嘌呤碱和氨基酸等。含氮浸出物具有刺激胃液分泌作用，汁越浓作用越强，加重了消化道负担。而且细菌性痢疾病人肠道有病变，有恶心呕吐等症，消化吸收更差。

（2）忌食粗纤维、胀气食物。如芥菜、芹菜、韭菜等纤维较多的食物，不易消化，易导致局部充血、水肿，炎症不易愈合。而牛奶和糖、豆制品也易引起肠道蠕动增加，导致胀气。

（3）忌食刺激类食物。如煎、炸及腌、熏的大块鱼肉，对肠壁有直接刺激，使肠壁损伤加剧；这些食物又难以消化，胀气发热，停留的时间长，会加重消化道负担。

（4）忌食污染食物。如未经消毒的瓜果蔬菜，这些食物既带菌又易引起中毒，是致病因素，使病人抵抗力下降。

马齿苋，让痢疾立停

夏季是痢疾的多发季节，天气热，孩子吃冷饮、吹空调，一旦受凉，就很容易得痢疾。痢疾临床表现为腹痛、腹泻、里急后重、排脓血便、伴全身中毒等症状。婴儿对感染反应不强，起病较缓，大便最初多呈消化不良样稀便，病程易迁延。3岁以上患儿起病急，以发热、腹泻、腹痛为主要症状，可发生惊厥、呕吐。

暑假到了，李某跟着爸爸去农村看望爷爷奶奶。从小在大城市长大的李某到了乡下，对什么都好奇，看到别的孩子用竹竿打枣子吃，他也跟着吃，别的孩子摘桑葚，他也不落后，疯玩了一天回到家里，李某开始闹起了肚子，还夹杂着红血丝，这下可把李某吓坏了，哭着直喊活不了了。奶奶看着李某呼天抢地的样子，笑得合不拢嘴，嘴里念叨着说："我的小祖宗，咋就活不了了，这对你也是个教训，看你还敢不敢乱吃东西。"老太太说完就去门口的野地里抓了几把野菜回来，洗净了放入锅中加清水煮，等水开了盛出一碗搅凉让李某喝，并说喝完就好了。

李某正难受得很，一听说喝了就能好，不管三七二十一，就一口

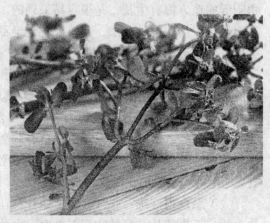

马齿苋

气喝了下去。当天夜里虽然还有些拉肚子，不过比先前好多了，第二天李某一早一晚又喝了两次，真的就没事了。

其实，马齿苋治痢疾从古时候就有记载了。《开宝本草》："服之长年不白。治痈疮，杀诸虫。生捣汁服，当利下恶物，去白虫。"《滇南本草》："益气，清暑热，宽中下气。滑肠，消积带，杀虫，疗疮红肿疼痛。"

马齿苋为马齿苋科植物马齿苋的全草，别名五方草、长命菜、九头狮子草等。马齿苋有很好的抗菌作用，其中的乙醇提取物对大肠杆菌、变形杆菌、痢疾杆菌、伤寒、副伤寒杆菌有较强的抑制作用，对金黄色葡萄球菌、真菌如奥杜盎氏小芽孢癣菌、结核杆菌也有不同程度的抑制作用。对绿脓杆菌有轻度抑制作用，实验表明，在试管内（1：4）对痢疾杆菌有杀菌作用。

马齿苋煮水有止痢饮之称，由此可见它的效果很不一般。取马齿苋60克加水煎后内服，每日1剂，分3次饮，一般连用3天，痢疾就能痊愈。此外，还可以做成马齿苋粥或者凉菜，都有治痢疾的功效，具体方法如下：

1. 马齿苋粥

材料：鲜马齿苋100克，粳米50克，葱花5克。

做法：将马齿苋去杂洗净，入沸水中焯片刻，捞出洗去黏液，切碎；锅里放油之后烧热，再放入葱花煸香，再投马齿苋，加精盐炒至入味，出锅待用；将粳米淘洗干净，放入锅内，加适量水煮熟，放入马齿苋煮熟之后出锅。

功效：本食品清淡鲜香，风味独特，有健脾养胃的功效，适用于肠炎、痢疾、泌尿系统感染，疮痈肿毒等病症。

2. 凉拌马齿苋

材料：鲜嫩马齿苋500克，蒜瓣适量。

做法：将马齿苋去根、老茎，洗净后下沸水锅煎透捞出；用清水多次洗净黏液，切段放入盘中；将蒜瓣捣成蒜泥，浇在马齿苋上，倒入酱油，淋上麻油，食时拌匀即成。

功效：此菜碧绿清香，新鲜可口，具有清热止痢的功效，可作为湿热痢疾辅助食疗菜肴。

治盗汗不慌

盗汗是中医的一个病症名，是以入睡后汗出异常，醒后汗泄即止为特征的一种病征。众所周知，"盗"有偷盗的意思，这个名词的解释听来颇有一些意思。古代医家用盗贼每天在夜里鬼祟活动，来形容该病症。

盗汗有生理性和病理性之分，尤其是小孩生理性盗汗的发生率很高，有时弄得家长非常紧张，这就需要掌握如何区分生理性盗汗和病理性盗汗。

生理性盗汗：小儿皮肤十分幼嫩，所含水分较多，毛细血管丰富，新陈代谢旺盛，自主神经调节功能尚不健全，活动时容易出汗，若小儿在入睡前活动过多，机体内的各脏器功能代谢活跃，可使机体产热增加，在睡眠时，皮肤血管扩张，汗腺分泌增多，大汗淋漓，以利于散热。其次，睡前进食使胃肠蠕动增强，胃液分泌增多，汗腺的分泌也随之增加，这可造成小儿入睡后出汗较多，尤其在入睡最初2小时之内。此外，若室内温度过高，或被子盖得过厚，或使用电热毯时，均可引起睡眠时出汗。

病理性盗汗：有些小儿入睡后，出汗以上半夜为主，这往往是血钙偏低引起的，低钙容易使交感神经兴奋性增强，好比打开了汗腺的"水龙头"，这种情况在佝偻病患儿中尤其多见。但盗汗并非是佝偻病特有的表现，应根据小儿的喂养情况、室外活动情况等进行综合分析，还要查血钙、血磷及腕骨X线摄片等，以确定小儿是否有活动性佝偻病。

小儿常见的盗汗形式一般都是生理性小儿盗汗以及缺钙引起的盗汗，对于这两种盗汗，建议家长可以用食疗方法来给孩子治疗。

（1）太子参炖排骨汤。用猪排骨1000克，加太子参50克炖汤，对治疗小儿盗汗也很有效。太子参是中药里面用来滋补的常用药，中医讲太子参味甘，性温，用于气虚津伤的肺虚燥咳及心悸不眠、虚热汗多。

（2）核桃芝麻蜜。需要用到的材料有：核桃肉20克，黑芝麻15克（炒香），蜂蜜30克，制作时先将核桃肉、芝麻研细末，然后放入适量的蜂蜜调匀，每日1剂，分2次用开水给孩子送服。从营养方面看，核桃是食疗佳品，具有补血养气、补心健脑的功效，而且最主要的是核桃还能治盗汗，治疗效果显著。

小儿夏季厌食症，几个偏方就搞定

人一到夏天就食欲大减，这是很正常的事情。但是幼儿在夏季常常会因为厌食而导致营养供给不上，会引发很多棘手的病症。到了夏天，我们会经常看到许多宝宝会产生一系列生理反应，比如：精神不振、食欲减退。爱子心切的妈妈们焦虑万分，却又束手无策。

此时，应多给孩子吃些有助于促进食欲的食物，下面几种食物，对改善孩子的厌食都有很好的效果：

（1）茴香苗：将小茴香苗洗净切碎，稍加食盐、芝麻油、味精，凉拌当菜吃，每日半小盘。也可将小茴香加少许肉馅包馄饨、饺子或包子，让孩子进食。食量要由少增多，不可过量。小茴香可健胃，理气化滞，食后可消食除满，增进食欲，实为治小儿厌食的美味佳肴。

（2）猕猴桃：又名奇异果，它的维生素C含量在水果中名列前茅，一个猕猴桃能提供一个人一日维生素C需求量的2倍多，故被誉为"维C之王"。猕猴桃还含有丰富的可溶性膳食纤维，对食欲低下、消化不良有很好的治疗功效。

（3）橘皮：橘子皮洗净，切成条状、雪花状、蝴蝶状、小动物状等各式各样小块，加上适量白糖拌匀，置阴凉处一周。小儿用餐时取出少许当菜食之。每日2次。橘皮药名陈皮，是一种理气、消积、化食的良药。

来碗陈皮水，消食健脾胃

肠胃不适的患者多是因为消化不良，最常见的表现是胃胀、腹胀、食欲缺乏。还有的消化不良患者表现为拉肚子，腹痛不太明显，伴有嗳气，口腔和肠道排出的气体及大便均有明显的酸腐食物味道，这是因为饮食过度，胃肠一时接受不了，导致胃肠功能紊乱。此时应该进食清淡的饮食，如粥类和清汤面，少吃含动物油较多的食品和煎炸食品。

从医书上来看，陈皮治疗消化不良的功效是最好的，而且针对很多消化不良的症状都有很好的功效。陈皮温能养脾，辛能醒脾，苦能健脾。由于陈皮主行脾胃之气，脾胃地处中焦，中焦之气通行，使三焦之气也随之涌动。三焦为决渎之官，通行水液，与湿相伴；又为藏府之外府，上及心、肺，下及肝、肾。所以陈皮的作用可宽及所有脏腑，遍及全身之湿。从肺而言，则辛散肺气，苦泄肺气，温化寒气，能治痰多咳喘，气壅食停；从心而言，则辛开心气，苦泄心火，温化湿浊，能治胸中烦热，口气哕臭；从肝而言，则辛散肝郁，苦降肝火，温化寒湿，所以它能治肝郁有热，饮停食滞；从肾而言，则辛润肾燥，苦泄肾湿，温和肾气，所以它能治命火不足，饮食不化。

陈皮的苦味物质是以柠檬苷和苦味素为代表的"类柠檬苦素"，这种类柠檬苦素味平和，易溶解于水，有助于食物的消化。陈皮用于烹制菜肴时，其苦味与其他味道相互调和，可形成独具一格的风味。陈皮含有挥发油、橙皮甙、B族维生素、维生素C等成分，它所含的挥发油对胃肠道有温和刺激作用，可促进消化液的分泌，排除肠管内积气，增加食欲。

以上种种，均可证实陈皮为消化不良者首选的好药方。而且，陈皮在食疗中也比较能灵活使用，煮水，代茶，熬粥煮饭都可以。

用生姜3片、大枣3颗，加陈皮1～2片煮汤，或者泡水服用，既可以暖胃，又能调理胃肠功能。

用赤豆和陈皮做成赤豆陈皮饭，也是很不错的选择，先将赤小豆洗净入锅，加水煮至半烂的时候取出；然后把陈皮切丁煮水，再把半熟的赤豆和大米一同放进煮好的陈皮水中，焖饭即可。这个药膳中，选用性平、味甘的赤小豆为君药，以消炎解毒，理气止痛；配以性温、味辛的陈皮为臣药，以芳香化浊，理气止痛，而共同治疗消化不良。

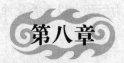

日常生活老偏方，处处帮你忙

醉了别愁，豆腐、食醋能解酒

酒醉误事，更误人，尽管每一个人都明白这个道理，但却总有一些推托不掉的应酬，让我们陷入酒醉中。如何能避免酒醉失态呢，下面给大家介绍两个目前生活中普遍在用的解酒小秘方，以供选用。

食醋能解酒，主要是由于酒中的乙醇与食醋中的有机酸，随着消化吸收，在人体的胃肠内相遇而起醋化反应，降低乙醇深度，从而减轻了酒精的毒性。基于这个原理，用食醋搭配食物缓解酒醉，是很奏效的解酒妙方，应酬多的人不妨试试下面的几种方法。

（1）用食醋烧1碗酸汤，服下。

（2）食醋1小杯（20～25毫升），徐徐服下。

（3）食醋与白糖浸蘸过的萝卜丝（1大碗），服食。

（4）食醋与白糖浸渍过的大白菜心（1大碗），服食。

（5）食醋浸渍过的松花蛋2个，服食。

（6）食醋50克，红糖25克，生姜3片，煎水服。

豆腐解酒：饮酒时可以烹制一些豆腐类的菜肴做下酒菜，因为豆腐中的半胱氨酸是一种主要的氨基酸，它能解乙醛毒，食后能使之迅速排出。说到这里，我们有必要对乙醛做一下了解。当人体摄入酒精后，酒精会随血液进入肝脏并大部分分解为乙醛。乙醛是极其有害的酒精代谢产物，它是酒精对人体器官及其功能损害的直接原因，乙醛的毒性主要表现在对肝脏细胞的损伤及对大脑神经的刺激。因此不加保护而长期酗酒会导致脂肪肝、酒精性肝炎，最后导致酒精性肝硬化及脑神经的损伤，这也是建议饮酒者多吃豆腐的重要因素。

解酒固然重要，但预防酒醉更是对自我的一种保护，下面就为大家介绍两个防酒醉的小窍门：

（1）喝酒前要吃点东西垫垫底。因为人们在饮酒尤其是大量饮酒时，常常会产生饱胀感，所以喝完酒后就不想再吃饭了，这是非常有害的。正确的做法是在喝酒前先吃点饼干、糕点及米饭等富含碳水化合物的食物，以减少酒精对胃肠及肝脏的损害，减少脂肪肝的发生。饮酒过程中最佳的佐菜是高蛋白和富含维生素的食物，如新鲜蔬菜、鲜鱼、肉类、豆类、蛋类等。

（2）喝酒的时间最好放在晚上。因为人体肝脏中乙醇脱氢酶的活性有时间规律，中午时活性降低，晚上活性增加。因此，中午喝酒酒精不容易被代谢掉，此时喝酒比晚上容易醉，对身体的伤害也较大。

提防炎夏中暑，可常备山竹

炎热的天气总是会让人"火"气十足，烦躁、焦虑、易激动、失眠等统统找上门来，这就是中医所谓的"上火"。中医认为夏季是一年中阳气最旺的季节，"夏日属火，主心"指的就是夏季天气炎热，高温影响人体内阴阳平衡，人体出汗多，一旦水分摄入少了，人的火气就很大，因此容易情绪焦躁。同时，由于很多人夏天还喜欢吃辛辣的食物，而辛辣食物就容易"生湿生热"。想要避免火大伤身，我们就要从生活细节入手，比如夏季蔬果多，我们可以多吃甘甜爽口的新鲜水果和鲜嫩蔬菜。专家指出，甘蓝菜、花椰菜和西瓜、山楂、苹果、葡萄等富含矿物质，特别是钙、镁、硅的含量高，有宁神、降火的神奇功效，因此在夏季应多吃和常吃这些食品。需要重点推荐的一种清火去热的水果则非山竹莫属。

山竹属寒性，解热功效显著，在东南亚非常受欢迎，对燥火重、皮肤不太好的年轻人有很好的食疗效果。山竹果肉含可溶性固形物

16.8%，柠檬酸 0.63%，还含有其他维生素 B1、维生素 B2、维生素 C4 和矿物质，具有降燥、清凉解热的作用，因此，山竹不仅味美，而且还有降火的功效。

夏天解暑还可以用山竹和哈密瓜榨汁来喝，不仅可以起到益智醒脑的效果，还可以改善健忘状况，静心安神。

材料：山竹 2 个，哈密瓜 300 克，大豆卵磷脂 1 匙（约 10 克）。

做法：山竹去皮去子，哈密瓜去皮去子切小块。两种材料放入果汁机中，加冷开水 200 毫升及大豆卵磷脂，拌匀即可。

当然，任何东西有利就有弊，山竹虽好，也不能贪嘴，这跟人的体质有很大关系，那么，到底哪些人适合吃哪些人不适合吃呢？

山竹含钾量较高，肾病及心脏病人应少吃；它含糖分较高，肥胖者宜少吃，糖尿病患者应忌食。

另外，山竹虽富含纤维素，但它在肠胃中会吸水膨胀，过多食用反而会引起便秘，因此一次不宜食用过量。还要注意的是，食用山竹时切勿和西瓜、豆浆、啤酒、白菜、芥菜、苦瓜、冬瓜荷叶汤等寒凉食物同吃，若不慎吃得过量，可用红糖煮姜茶解之。

豆芽去火是高手，千万别小看

豆芽是老百姓餐桌上最普通不过的蔬菜。其品种繁多、营养全面、风味独特、清香脆嫩，深受人们喜爱。豆子发芽后形成了豆芽，因此豆芽又叫"活体蔬菜"。比起发芽前的豆子，豆芽不仅外观发生了改变，营养价值和营养利用率也都大大增加。最典型的是，干豆基本上不含维生素 C，但豆芽的维生素 C 含量却非常丰富，可以保持皮肤弹性，是很好的养颜圣品。

李时珍在《本草纲目》里这样记载：唯此豆芽白美独异，食后清心养身，具有"解酒毒，热毒，利三焦"之功。中医典籍中，更将黄豆芽列为益寿食物的第一名，而绿豆芽则位居第六。

杨女士一到春天就上火，总是咽干疼痛、眼睛干涩、鼻腔火辣、嘴唇干裂、食欲也大减。因为春天气候很干燥，风大雨少，所以很容易因燥热而上火。女儿给杨女士买了一套《本草纲目》，杨女士在

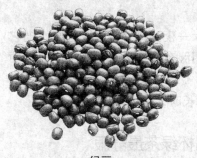

绿豆

家随意翻看时，突然发现纲目上记载着绿豆芽可以"解热毒"，她灵机一动，去市场买了绿豆芽。连着好几天都喝绿豆芽汤，结果发现上火的症状减轻了好多。

小小豆芽怎么有这么大的作用呢？中医认为，豆芽尤其是绿豆芽，在去心火、止血方面有强大的功效。在春季吃豆芽，能帮助五脏从冬藏转向春生，豆芽能清热，有利于肝气疏通、健脾和胃。

经常去菜市场的家庭主妇们会发现，豆芽也有不同的品种。传统的豆芽指黄豆芽，后来市场上出现了绿豆芽、黑豆芽、豌豆芽、蚕豆芽等新品种。虽然豆芽菜均性寒味甘，但功效不同。

绿豆芽容易消化，具有清热解毒、利尿除湿的作用，适合湿热瘀滞、口干口渴、小便赤热、便秘、目赤肿痛等人群食用。黄豆芽健脾养肝，其中维生素 B2 含量较高，春季适当吃黄豆芽有助于预防口角发炎。黑豆芽养肾，含有丰富的钙、磷、铁、钾等矿物质及多种维生素，含量比绿豆芽还高。豌豆芽护肝，富含维生素 A、钙和磷等营养成分，蚕豆芽健脾，有补铁、钙、锌等功效。

豆芽最好的吃法是和肉末一起氽汤，熟了放盐和味精即可，应尽量保持其清淡爽口的性味。豆芽不能隔夜，买来最好当天吃完，如需保存，可将其装入塑料袋密封好，放入冰箱冷藏，但不能超过两天。

绿豆芽生长到一寸左右时，营养价值最高，每 500 克维生素 C 的含量可以达到 180 毫克。超过一寸之后，长得越长，维生素 C 的含量越低。直到超过 3 寸时，每 500 克只含 30 ~ 40 毫克。因此，豆芽一寸左右时食用，营养价值最高。另外，豆芽也不是越大越好，又肥又大的多数是以激素和化肥催发的。

如果市面上买不到合适放心的豆芽，建议最好自己发豆芽。步骤如下：

（1）先选豆，清洗时注意将全部漂浮的豆子除去（漂浮的豆子可能是空的或坏的）。

（2）然后用温水把豆子泡上一天一夜。待豆子鼓胀起来，把它们过清水并沥干，放入干净盆中，用湿布盖好，每天最少用清水冲洗种芽3次。

（3）几天之后，当豆芽发到一寸长时，就可以吃了。

吃烧烤易中毒，喝杯绿茶最舒服

露天烧烤摊已经成为时下年轻人喜欢的场所，三五好友聚在一起，吃着烧烤，喝着啤酒，谈天说地的，好不惬意。其实，生活中很多人都喜欢吃烧烤，烤羊肉串、烤鱼片等烧烤食品以其鲜而不腻、嫩中带香、风味独特而深受人们的喜爱。但是肉类食品在烧烤、烟熏和腌制过程中会产生一种致癌物质——苯并芘，经常食用这类烧烤食品会给健康带来损害。

一位姓张的女士跟邻居唠嗑时说起自己的老公：

"我老公特别喜欢吃烧烤、油炸的食品，每天下班后，就与几个同事在街边的小吃摊吃烤串喝酒，到了晚上吃饭的时候便什么也吃不下去了。你说小摊上的东西多不干净啊，再说人家中医不也老说嘛，少吃些烧烤腌制的食物，也是对身体负责。我说了他几次后，他是收敛了点，但只要逮着机会，他还是会偷着去吃。"

朱丹溪说过，"相火易起……变化莫测，无时不有，煎熬真阴，阴虚则病，阴绝则死。"人类的许多疾病是阴不足所致，而烧烤、油炸食品一般含热量都比较高，摄入过多高热量食物可使相火妄动，火属阳，灭火就要动用人体的阴，难怪乎会阴虚而病了。

以我们爱吃的油炸食品为例，油炸就是脱水的过程，这类食品虽然吃起来口感不错，但是这些脱了水的食物一旦进入我们的身体就像吸血鬼一样吸收我们身体里的水分、津液，所以吃多了会口干舌燥，上火，久而久之就会导致疾病入侵。

烧烤危害虽大，但要每个人都完全戒掉这类食品，似乎不可能，那么该如何解决这两者之间的矛盾呢？

吃完烧烤后喝绿茶。不管是自己还是家人，每次吃完烧烤后喝杯绿茶，便可以防止上火。绿茶有清热解毒、辛凉解表的功效。节日中吃了大鱼大肉，许多人还再用烟酒"火上浇油"，人们俗称的"上火"就随之而来。轻一点会出现口腔异味、大便秘结，重一点就口舌生疮、脸上冒痘，其实这些都是体内毒素累积的结果，喝绿茶能很好地起到解毒清火的作用。

相传，神农尝百草"日遇七十二毒，得茶而解之"，这有强大解毒功效的茶就是绿茶。绿茶最大地保留了鲜叶内的天然物质，其中茶多酚保留了鲜叶的85%以上，叶绿素保留50%左右，维生素损失也较少，是所有茶叶中下火解毒效果最好的。

《本草纲目》中就记载了这样一个例子：有个人特别爱吃烧鹅，别人都怀疑他会生痈疽，但他却始终未生，原来他每次吃完烧鹅后都喝绿茶，而绿茶能够除炙毒。

所以，如果你忍不住，吃了烧烤油炸类食品，那么一定要记得喝上一杯绿茶。

山楂汁拌黄瓜，轻松减肥好方法

俗话说，一到秋天就长膘。而进入冬季，人发胖的概率则更大。静美就是这样的体质，一到冬天，她就会不可抑制地胖起来，电视广告里介绍的减肥药她也试过几种，可一旦停药，又会反弹，这让静美的心情受到了严重影响，常常为此愁眉不展。后来，她听从朋友的劝告，不再盲目地进行药物减肥，而改为饮食疗法，她前后试了几个偏方，相比之下，她觉得山楂汁拌黄瓜效果最好。

我们接下来要介绍的这个方子，就是静美用到的减肥秘方——山楂汁拌黄瓜。

药史上记录黄瓜性凉，味甘，入肺、胃、大肠经。可清热利水，解毒消肿，生津止渴，主治身热烦渴、咽喉肿痛、风热眼疾、湿热黄疸、小便不利等病症。

黄瓜有快速减肥的功效，单从黄瓜本身来说，它是好吃又有营养的蔬菜。口感上，黄瓜肉质脆嫩、汁多味甘、芳香可口；营养上，它含有蛋白质、脂肪、糖类、多种维生素、纤维素以及钙、磷、铁、钾、钠、镁等丰富的成分。此外，黄瓜中所含的丙醇二酸，可抑制糖类物质转变为脂肪。尤其是黄瓜中含有的细纤维素，可以降低血液中胆固醇、甘油三酯的含量，促进肠道蠕动，加速废物排泄，改善人体新陈代谢。新鲜黄瓜中含有的丙醇二酸，还能有效地抑制糖类物质转化为脂肪，因此，常吃黄瓜可以减肥。

其次是山楂，山楂在人们的印象中，仿佛只存在于冰糖葫芦里酸酸甜甜的那个红果子，其实山楂是相当好的减肥食品。中医认为山楂能健脾胃、帮助消化，可刮掉肠胃中的油水，向来以消脂清肝利口而被中医用来治疗单纯性肥胖。

了解了方子的功用，我们再来看看具体的制作过程：

材料：嫩黄瓜 5 条，山楂 30 克，白糖 50 克。

制法：先将黄瓜去皮、心及两头，洗净切成条状，山楂洗净，放入锅中加水 200 毫升，煮约 15 分钟，取其汁液 100 毫升；再将黄瓜条放入锅中加水煮熟，捞出；山楂汁中放入白糖，在文火上慢熬，待糖溶化，投入已晾干水的黄瓜条拌匀即成。

脾胃虚弱、腹痛腹泻、肺寒咳嗽者应少食用，因为黄瓜性凉，胃寒患者食之易致腹痛泄泻。

这款食疗方子在传统减肥食疗中功效是最好的，而且，山楂汁拌黄瓜，不但看起来赏心悦目，吃起来也美味可口，酸酸甜甜的口感，黄瓜的清香清新宜人，不失为一款很受欢迎的可口点心。

疲劳别叫苦，多吃馒头多吃醋

预防疲劳综合征，不仅要注意劳逸结合，适当参加体育锻炼，睡眠时间要充足，减轻心理压力，而且最重要的是在饮食上也应多吃些碱性食物和富含维生素 C 和 B 族维生素的食物。

食物调节重点可以放在醋和馒头上，醋具有独特的预防和消除疲劳的奇效。正常情况下，人体内环境是维持在一个中性或弱碱性状况中的。当劳动和工作时间长了或是休息不好时，会有大量乳酸产生，人就会产生疲劳感。醋中的醋酸进入人体参与代谢后，有利于乳酸进一步氧化，变为水和二氧化碳，水继续参与机体代谢或变成尿和汗水排出，二氧化碳则由肺呼出体外。

醋还能帮助肝脏排毒、解毒。夏季天气炎热，各种细菌、毒素易在体内聚集，使人容易感染胃肠道疾病。吃凉拌菜或熟菜时加入老陈醋，可以杀灭病菌，避免胃肠道疾病的发生。醋中的氨基酸、醋酸、乳酸、苹果酸等有利于肝脏自身排毒、解毒。所以，在感到疲劳的时候吃点醋，不仅可以增进食欲，还可以排毒、解毒，帮你赶走疲劳。

在写字楼比较集中的区域，大概有90%以上的上班族是以外卖来解决午餐，其中有80%的人选择盒饭，有10%的人是自己带饭的，不过，这些人的主食大多是米饭。其实对于疲劳的上班族来讲，馒头比米饭更适合，人体缺乏维生素B1会感到乏力，缺乏维生素B2会感到肌肉运动无力，耐力下降，也容易产生疲劳。而馒头中富含维生素B1、维生素B6、维生素B12等B族维生素，是缓解压力、营养神经的天然解毒剂，也是消除疲劳必不可少的营养素，对慢性疲劳综合征的人尤其有益。

钙是天然的压力缓解剂，缺钙的人会精疲力竭、神经高度紧张，工作产生的疲劳无法获得缓解。而发酵的馒头中钙含量比大米中钙含量高得多。国外最新研究表明，多食用富含抗氧化物质的食物，对抗疲劳和缓解压力有显著作用。馒头中有比大米中多得多的硒、谷胱苷肽，它们具有抗过氧脂质的作用，可阻断自由基对细胞的损伤，增强人体免疫能力，从而可以缓解心理和生理上的疲劳。

此外，馒头中脂肪和糖类含量比米饭更低，热量也比米饭低，前者只相当于后者的70%，所以爱美、希望保持身材的女士不必担心吃馒头会发胖。

当然除了醋和馒头之外，缓解疲劳的食物还有很多。因为疲劳是由于身体的环境已经出现偏酸的情况造成的，我们可以适当补充一些碱性食物帮助消除疲劳。例如：多食水果、蔬菜这类碱性食物能中和酸性环境，降低血液、肌肉的酸度，增加耐受力，消除疲劳。大脑正常工作需用多种维生素，维持人体的生长发育也不可缺少维生素。绿色带叶蔬菜（例如莴苣、野苣、菠菜等）、甜瓜和草莓中叶酸的含量最高。维生素C有助于保持认知活动的有效进行，维生

C 含量多的蔬菜和水果有石榴、香芹、甜椒、猕猴桃、草莓和橙子等。所以每天要保证吃 1 ~ 2 个水果和约 500 克的蔬菜。

治抽筋，偏方里面有妙招

一阵猛赶路之后，接着爬坡度大而有石阶的山路，常会有抽筋的现象。初学攀岩的人，也容易紧张而致抽筋，游泳时也易有抽筋现象。

抽筋的原因，传统观点认为是神经受到刺激而导致肌肉痉挛。而英国一位名叫艾伦的医生提出，抽筋是由于机体代谢产物聚积在肌肉组织内，妨碍了肌肉的正常收缩所致。他通过研究发现了肌肉痉挛的新机理，同时，提出了钠离子和葡萄糖可以中和肌肉中的代谢产物。这是有道理的，因为运动员在激烈运动时，要出大量的汗，随之会损失大量的钠离子，影响体内电解质的平衡。另一方面，体内的"糖能"迅速而大量地消耗，从而导致抽筋。根据这种推论，预防抽筋，就有了新的更有效的办法。运动员在剧烈运动前，喝点盐水和葡萄糖水，不但能防止抽筋，而且能适时补充体内的"糖能"，并能促进运动成绩的提高，可说是一举两得。这种预防方法简易可行，最适合参加游泳、举重、足球运动的人及重体力劳动者采用。

除了事前应做热身活动以预防外，遇到抽筋时，也可以通过指压法得到缓解：

（1）局部产生轻微的不适，略带僵直痛，便是抽筋的前兆，此时可将手掌微握，适当地敲击患处，使该部位肌肉放松，然后以手指按摩、轻揉，促进其血液循环，加强新陈代谢，抽筋也就不治而愈了。

（2）如果情形严重，形成局部痉挛或僵直抽痛时，千万不要强拉，或弯曲其患处，应速以大拇指，慢慢加力，按其压痛点及压痛点附近的肌肉；接着捶打患处，施行按摩，将其垫高数分钟，抽筋便可得到缓解。

抽筋给大家带来的不便是相当大的，针对这一症状，我们收集了一些预防和缓解抽筋的小妙招，希望能给大家带来更多方便。

（1）腿足部保温法：以热驱寒。在夜间睡觉时，用一热水袋盛上热水，置于足部，使其整夜受热。久之，自然可治好腿抽筋病。

（2）食用鲭鱼罐头：2天吃1个，连吃两个星期可痊愈。

吃点萝卜泥，预防晕车没问题

晕车对小孩来说是很痛苦的一件事。小孩子表达能力还不强，身体难受也表达不太明白。一坐车又是晕又是吐的，心情不好也是在所难免的。

东东的身体很虚弱，上学搭乘公共汽车时，常常会晕车。每次坐公交车到学校后都无精打采的，上课精力也不集中，常常恍惚走神。

有一次，东东又晕车了，而且晕得很严重。正巧车上有一位老奶奶，她招呼东东说道："孩子啊，回家给你妈妈说，吃点萝卜泥可以治晕车。"东东把这句话牢牢记住了，并向老奶奶说了谢谢。回家后，东东把老奶奶的话告诉了妈妈。妈妈听完后，又上网搜了一下萝卜泥的制作方法。有了药方之后，妈妈按照方子上写的制作了萝卜泥，给东东吃了几天后，东东再也没有晕过车。

萝卜为十字花科草本植物，萝卜的根，肉质肥厚，形状有长、圆之分，颜色有红有白有绿，我国各地普遍栽培，是秋冬常见蔬菜之一。中医认为，萝卜味甘、辛辣，性凉，有下气消食、润肺止咳痰、生津的作用。民间有"秋天收萝卜，大夫袖了手"的谚语，这话虽然有些夸张，但也确实说明萝卜的药用价值颇大。长期以来，人们对萝卜的治病作用都较为重视。

萝卜含有维生素、磷、铁、硫等营养成分，可以生食，也能熟食，还可以制成腌菜、泡菜等，萝卜内含消化酶，还可以促进消化液的分泌，帮助消化，调节胃液的均衡，因此，对于胃肠衰弱所引起的晕车，特别有效。

脾胃虚寒、易出现腹泻等症的患者应少吃。萝卜有解人参、鹿茸等滋补药品的作用，故服用人参及滋补药品期间忌食。晕车呕吐可以将萝卜做成萝卜泥，或任何一种食用方式都可以，生吃效果更佳。由于萝卜在加热过程中消化酶类会被破坏，因此要完整摄取萝卜的营养，最好的办法就是把它制成生萝卜泥。

制作方法是先准备好1个萝卜和50克蜂蜜。然后将萝卜洗净切丝捣烂成泥，拌入蜂蜜，分2次吃完。萝卜泥能够健脾、和中、养胃，止恶心呕吐。

下面再为大家介绍几种既方便携带，又见功效的治晕车、晕船的小妙招：

（1）橘皮：乘车前1小时左右，将新鲜橘皮表面朝外，向内对折，然后对准两鼻孔用两手指挤压，皮中便会喷射出带芳香味的油雾。可吸入10余次，乘车途中可照此法随时吸闻。

（2）风油精：乘车途中，将风油精搽于太阳穴或风池穴。亦可滴两滴风油精于肚脐眼处，并用伤湿止痛膏敷盖。

尽量坐在颠簸幅度最小的地方。乘坐轮船和汽车时最好坐在其中部，而飞机两翼之间的座位最为平稳；最佳姿势是全卧或半卧，头部要躺得舒适；不要看窗外快速移动的物体，如海浪等；不要看书，也不要吸烟，更不要饮酒；注意不能吃得太多。如果行程不太长，最好不吃不喝。若是长途旅行，进餐应少量多次，尽量选择容易消化的食物。